寛容のメッセージ

多田富雄
Tada Tomio

青土社

目次

第1部　寛容のメッセージ　NHK「100年インタビュー」

第2部　はるかなまなざし

寛容のメッセージ

第1部　寛容のメッセージ

NHK「100年インタビュー」

——二〇一〇年四月、世界的な免疫学者、多田富雄さんが亡くなりました。享年七六歳でした。

多田さんは亡くなる九年前脳梗塞で倒れ、右半身の自由と言葉を失いました。免疫学者、多田富雄さんは、どんなメッセージを私たちに残そうとしていたのでしょうか。

私たちが多田さんに取材を始めたのは、多田さんが亡くなられる半年ほど前のことでした。その後病状が悪化する中でお会いできる時間は限られていたのですが、多田さんは私たちに貴重な言葉を残して旅立たれました。多田さんの著作や関係する方々へのインタビューも含め、多田さんが残されたメッセージを見つめたいと思います。

——多田さんは脳梗塞で倒れたあと、妻・式江《のりえ》さんのつきっきりの介護を受けながらこの九年間を過ごしてきました。五年前には前立腺ガンも見つかり、手術を受けた多田さんは、死の前年の秋には鎖骨を折ってしまい、かろうじて動かせる左手にも力が入りにくくなっていました。

言葉を失った多田さんは、キーボードを押すと電子音の出る機械で会話をしてきました。

二〇一〇年一月、電機メーカーの技術者が多田さんのお宅を訪ねました。この日は、会話のできない多田さんにインタビューするための準備でした。

今回多田さんに取材をお願いするにあたり、まったく新しい音声合成のソフトを開発しました。このソフトは、多田さんが脳梗塞で倒れる前に録音された声を手がかりにして、音を合成します。キーボードで文章を打ちこむと、多田さん本人の声がよみがえるというものです。

九年ぶりに自分の声を耳にした多田さんは、しかしその後症状は悪化し、じゅうぶんにこのソフトを使うことはできませんでした。

三月、私たちは、多田さんの症状から直接のインタビューをあきらめ、質問だけを手渡すことにしました。

多田さんはこのときガンが転移し、寝たきりの状態でした。そんな中でも私たちが投げかけた四つの質問を、真剣に受け止めてくださいました。

——今日は、多田先生にお聞きしたいことをお伝えに参りました。今日お答えいただかなくてけっこうですので、もしその中でいくつかの質問にお答えいただけることがあれば、また後日お答えいただけたらありがたいと思っております。

まず最初に「生命とはなんでしょうか」という質問です。ずっと科学の目で見てこられた多田先生が、生命というものをどういうふうに捉えてらっしゃるのか、ということです。

今の文明は、救いはあるのでしょうか?という問いに、多田さんのお考えを教えていただきたいと、思っております。

（私たちは答えは後日いただければと考えていました。しかし多田さんはゆっくりキーボードに左手を伸ばしました。力の入りにくい指先でおよそ二十分かけて、言葉を紡ぎ出してくれたのです。）

今はこんな状態でとっさに答えができません。しかし、僕は絶望はしておりません。長い闇の向こうに、何か希望が見えます。そこには〝寛容の世界〟が広がっている。予言です。

――これが多田さんが１００年インタビューのために残して下さった、最後の、唯一の言葉となりました。

「寛容」とは、多田さんは私たちに何を伝えようとしておられたのでしょうか？　多田さんに伺おうと思っていた、いくつかの質問を元にひもといていこうと思います。

1　生命とはどんなものか？

――多田さんは人間の免疫について研究しておられましたが、多田さんが見つめていた生命と、この「寛容」という言葉はどのようにつながってくるのでしょうか？

多田さんが免疫学の研究を始めたのは昭和三〇年代。免疫反応の仕組みが本格的に解明される前から研究してきたパイオニアです。多田さんが斬新な理論で世界を驚かせたのは昭和四六年。免疫反応を促進するだけではなく、反応を抑える逆の作用もあると提唱したのです。その研究の中で、多田さんは免疫が持つ意外な一面に気がつきます。

かつてＮＨＫの番組でこのように語っておられました。

免疫というのは、元々は一度病気にかかったら、例えばはしかにかかったら、一生二度とかからない、あるいはワクチンをするとインフルエンザを軽くするとか、そういう伝染病に対する身体の抵抗力みたいに考えられていたのですね。アレルギーもそうですけど、杉の花粉の季節になると日本国民の一五パーセントくらいが、かならずくしゃみをして、鼻水を垂らして、目が腫れたりしますね。それも、免疫反応の一種ですけれど、けっきょくは自分以外のものが自分の中に入ってくると、それを排除するような反応です。免疫の研究をやっていくことによって、自分とは何か、自分と他人の関係とは何か、ということを考えていくものでもあるわけです。（ＮＨＫ「にんげんマップ」平成六年放送より）

――多田さんはなぜ、免疫のしくみを研究する中で、自分というものに着目するようになったのでしょうか？　多田さんのもとで免疫の研究を続けた谷口克《まさる》さんに聞きました。

●谷口克さんのコメント　多田富雄が考えた免疫の意味

谷口克　免疫システムは、病原体を自分以外のものと認識し、排除する仕組みです。そのためには、自分と、病原体が違うかどうか、を認識する作業が必要なのです。多田先生が考えられた自分とは、免疫システムの形成過程で起こる自己の排除から来ています。免疫の認識システムは生体内で唯一、遺伝子情報に頼らないで作られています。その結果、自己を含む無限の物質を認識できる仕組みを備えることができましたが、そこには、自己を認識するシステムも含まれるため、事前に排除しておかないと自己免疫病が起こり、システムが破綻します。そのため、自己認識の生組みをシステム形成過程で排除し、非自己認識システムだけを残して免疫システムが出来上がっている、逆説的に言うと免疫学的自己は、非自己以外のものである、ということからヒントを得たのだと思われます。

免疫の意味は、要素還元的に見ていても分からず、システム全体として考えることによって、初めて出てくるということです。

――免疫には自己とは何かを問いかけるという意味合いもある。その考えを説いた著書『免疫の意味論』は、大きな反響を巻き起こします。その中で多田さんはこう述べています。

免疫は病原性の微生物のみならず、あらゆる「自己でないもの」から「自己」を区別し、個体のアイデンティティを決定する。還元主義的生命科学がしばしば見失っている、個体の生命というものを理解するひとつの入り口である。（中略）免疫の研究は、改めて生物学的「自己」とは何か、「非自己」とは何かを検証する機会を与えてくれた。「非自己」の認識と排除のために発達したと考えられてきた免疫が、実は「自己」の認識をもとにして成立していたのである。（『免疫の意味論』青土社、八頁／四七頁より）

――免疫には哲学的とも言える意味があるというユニークな発想。それは、研究者とし

ての信念が生んだと谷口さんは考えています。

谷口　多田先生は、われわれ弟子に、いくつか重要なことを教えてくださいましたが、その中のひとつが、人と同じことをやってはいけない、ということでした。研究というのは、人の後追いをしても研究にはならない。だから人と違うことをやりなさい、ということです。

多田先生は自宅でよくパーティーをやられたのですけれど、そのときに「馬鹿鍋」というものをおやりになりました。それは鹿の肉と馬の肉をいっしょに混ぜて煮るんですが、かならず鹿の肉が上でなくてはいけないんだとまじめな顔をして言っておられました（笑）。

他にも、背広の襟は、あるのが当然と思っているが、襟があることによって肩こりがする。だから襟をとってしまったほうが背広としては着やすい。ほんとうに仕立て屋さんに頼んで襟のない背広を作ってこられて、それを得意げに着ておられました。

これらは多田先生一流の冗談なのですが、こういう馬鹿なことをやっているように見えていて、弟子には既成概念に囚われず、人と違うことをやりなさいと教えておられるのだなあ、と感じました。

＊

――ユニークな視点からだれにも真似のできない研究を続けてきた多田さんは、さらにもうひとつ免疫の持つ大きな意味に気がつきます。それは免疫には、他者を受け入れ、共存をはかる「寛容」という性質もあるということでした。多田さんは著書『免疫学個人授業』の中でこう説明しています。

免疫の自己には、寛容（トレランス）という現象があることも注意すべきことです。これは、当然反応すべきはずの異物に対して、まるでそれが「自己」であるかのように受け入れて、まったく免疫反応をしなくなってしまうのです。異物であるにもかかわらず、それを排除しないのです。

生物の反応性は、完全に一律に決められているのではなくて、かなりあいまいに、条件次第でどちらにでも動くようにセットされているのです。(中略)こういうあいまい性こそ、生命をしなやかで強靭なものにしているのです。

免疫も、ある時は異物に対して容赦ない排除を、またある時は寛容と共存を選んで、個体を生物生態系に適応させていることがわかります。(『免疫学個人授業』新潮文庫、一九九頁/一四〇頁より)

——多田さんは、免疫の中にある「寛容」という性質に注目することで、生命を柔軟性に富んだものとして捉えようとしたのです。

多田さんの残した「寛容」という言葉の意味について、まずは生命とはどんなものかということを通じて考えてきましたが、すこしヒントが見えてきました。多田さんは、免疫の寛容、すなわち免疫には異物を排除するだけではなく、それを受け入れるというしなやかな仕組みがあることを説きました。

じつは多田さんの目は、免疫の分野だけではなくて、人間社会をも見通していました。

二〇〇三年、アメリカの先制攻撃で始まったイラク戦争について、多田さんは免疫のもつ寛容の仕組みを手がかりに、この戦争に対して疑問を投げかけました。遺伝学者の柳澤桂子さんとの往復書簡のかたちをとった著書『露の身ながら』の中で、多田さんはこのように述べています。

このところアメリカのブッシュ大統領は、ほとんどヒステリックにイラク攻撃の姿勢を見せています。振り上げた拳をどう下ろさせるかはこれからの課題です。（中略）

その点については、病原体に対して免疫系がどう対処しているかを考えてみると、参考になると思います。人間の免疫系はもっと高級な戦略を使っているのです。（中略）

肝炎ウイルスの場合は、肝臓の細胞内に寄生します。（中略）ウイルスとの平和共存が成り立ったときには、慢性肝炎になって比較的無症状に経過します。時々再燃はしますが、症状がない人が多い。そして、ずっと後になって癌になる場合がある。

しかし、免疫系がウイルスに対して強力に働いてしまうと、自分の肝臓を排除するような炎症を起こします。劇症肝炎がそれです。そうなったら命にかかわります。それを回避するために、あるところで反応をやめてしまうのです。

これは広く「免疫学的寛容」と呼ばれている現象の一つです。癌になるのと劇症肝炎になるのとどちらがいいということはないけれど、当面の危機（致命的な劇症肝炎）は回避できる。

この現象は、今の世界情勢と面白い比較が出来るのではないでしょうか。もちろんイラクが問題でないといっているわけではない。でもアメリカは過度に好戦的で、世界を自分が監視しているという免疫系を気取った傲慢さがある。しかし免疫には、一度引いて共存関係を探る「寛容」というもうひとつの戦略がある。ブッシュはそれに気づいてほしいものです。（『露の身ながら』集英社、一六九〜一七一頁より）

——かつてＮＨＫの番組で多田さんと対談したことのある、作家の五木寛之さんは、科学者から「寛容」という考え方が提唱されたことに強い衝撃を受けます。

●五木寛之さんのコメント

五木寛之　多田さんの見解では、免疫というのは、百パーセント非自己というものを否定するのではなくて、非自己を包み込んで共生することができるというのですが、これは今までの古い免疫の考え方とは異なり、ぼくらにとってはすごくショッキングでした。

——つまりそれまでの考え方では、免疫は異なるものを拒絶するものだったと。

五木　戦後ドイツで産業復興のためにトルコ人の労働者をたくさん入れました。フォルクスワーゲンなどの企業もたくさんの外国人労働者を受け入れました。ドイツが経済的に復興してくると、今度は失業者が増える。すると「外国人労働者は国に帰れ」という運動が出てきました。

そのときネオナチなどの人たちが「免疫を見ろ、人間の身体でさえも非自己を排除しているじゃないか。われわれが異民族労働者を排除するのは免疫の理論に従っている」ということを言い出したのですが、それは間違っているのです。免疫には「寛容」というものがあって、非自己と共存するということもあるということを知らない、古い免疫の考え方でそういうことを言っているわけです。

そこに「寛容（トレランス）」という感覚を入れていけば、免疫という考え方は、科学だけでなくて国際外交、政治経済などすべての事柄に、「寛容」という大きなキーワードによって新しい光を当てることになるわけです。

――これからの時代を生きていくのは非常に難しいことだと思いますが、そのためのヒントが「寛容」にある。

五木 「寛容」という言葉が最大の武器だと思いますね。

――どういうことですか？

五木　つまり他民族とも共生できる。他民族を、古い免疫の思想で否定せずに、自分の中に許容することができるというのは、たいへんな大きなことでしょう。

政治外交問題で言えば、外国人労働者も入れることができる、そして外国人と共生することもできる。また、キリスト教徒も、イスラム教徒も、仏教徒も、ヒンドゥー教徒も、場合によっては共存することができる。全部相争うものであるという原理主義的な意識を超えるものが「トレランス（寛容）」の中にある。

「トレランス（寛容）」の光が差してくれば、また違った世界が生まれるのではないかということを、多田さんは未来への希望として語ろうとしたのではないか。ですから多田さんの言う希望とは、「トレランス（寛容）」ということだったと思います。

＊

——免疫学者多田富雄さんは、生命というものを見つめ、そこから人間社会の行く末をも見通す真理のようなものを私たちに語りかけようとしていたのですね。

さてそこで次の質問に進んでまいります。

2　生きている実感

——脳梗塞で倒れた後、生きている実感は変わったのか？　多田さんは、今から九年前（二〇〇一年）、六七歳のときに脳梗塞に倒れます。右半身の自由と言葉を失うという、絶望の縁に立たされました。

しかしその体験で、多田さんは「寛容」という考え方をさらに深めてゆくことになるのです。闘病中に多田さんが残した文章に、それを探っていきます。

多田さんは日本を代表する免疫学者として、講演や学会のため、世界中を飛び回っていました。しかし九年前、旅先の金沢で突然脳梗塞の発作で倒れ、緊急入院、すぐに治

療が始まりました。生死の境をさまよった多田さんは、気がついたときには、声も出せず、右半身はまったく動かなくなっていました。

死んだと思っていたのに、生きていた。多田さんは現実をなかなか受けとめられず、絶望の縁に立たされます。闘病の記録『寡黙なる巨人』にそのときの心境が克明に記されています。

初めて鏡を見せられて私はあっと息を飲んだ。これが私なのであろうか。鏡に映っているのは、ゆがんだ無表情な老人の顔だった。

右半分は死人のように無表情で、左半分はゆがんで下品に引きつれている。表情を作ろうとすれば、ますますゆがみはひどくなった。これが私の顔か。

ミケランジェロの『最後の審判』に、皮をはがれ、ぶら下げられた男の像がある。（中略）まるでその男のように醜悪な顔がそこにあった。（中略）

もういったん死んだのだから、死ぬことはちっとも怖くなかった。死の誘惑が頭をもたげた。それは一日中私の頭から離れなかった。

確実に死ぬ方法はないだろうかと思いをめぐらした。いくつもそんな方法はあった。でも最も簡単ないつでも実行可能なものは電動ベッドを利用する方法だった。（中略）

私は電動ベッドのスイッチを動かしながら、ひそかに死を温めながら過ごした。それはだんだん怪物のように大きくなっていく。（『寡黙なる巨人』集英社、三〇〜三一頁／三四〜三五頁より）

――倒れてから二週間ほど経ったある日、かすかな希望を見いだす出来事がありました。麻痺していた右足の親指がぴくりと動いたのです。それは頼りない動きでしたが、自分の中に何かが生まれていると感じ、多田さんは喜びの涙を流したといいます。

私はかすかに動いた右足の親指を眺めながら、これを動かしている人間はどんなやつだろうとひそかに思った。得体の知れない何かが生まれている。もしそうだとすれば、そいつに会ってやろう。私は新しく生まれるものに期待と希望を持った。
新しいものよ、早く目覚めよ。（『寡黙なる巨人』四〇〜四一頁より）

——毎日懸命なリハビリを続ける中、新しいものが身体に目覚めた多田さんは、一篇の詩を生み出しました。若い頃文学青年だった血が騒ぎだしたといいます。

杖にすがって歩き廻ったが
まるで見知らぬ土地だった
真昼というのに
満天に星が輝いていた
懐かしい既視感が広がった
そこは新しい赦しの国だった
おれが求めていたのはこの土地なのだ

おれの眉間には
明王の第三の眼が開き
その眼で未来を見ていた
未来は過去のように確かに見えた

おれの胸には豊かな乳房
おれの股座《またぐら》には巨大なペニス
おれは独りで無数の子を孕み
母を身篭らせて父を生む
その孫は千人にも及ぶ
その子孫がこの土地の民だ

おれは新しい言語で
新しい土地のことを語ろう

昔赦せなかったことを
百万遍でも赦そう

老いて病を得たものには
その意味がわかるだろう
未来は過去の映った鏡だ
過去とは未来の記憶に過ぎない
そしてこの宇宙とは
おれが引き当てた運命なのだ

（詩「新しい赦しの国」『多田富雄詩集　寛容』藤原書店より）

――その後多田さんは少しずつ歩ける距離が伸び、心の中にある新たなものへの期待が高まります。と同時に、多田さんには新たな生を生きるという感覚が芽生えました。半身不随となった多田さんは柳澤桂子さんとの往復書簡『露の身ながら』の中でこう語っ

ています。

私の好きな一茶の句に、「露の世は　露の世ながら　さりながら」というのがあります。こんな体になっても、生きることには変わりない。いやこうなったからこそ、生きるのに全力を尽くさなければならないと言い聞かせています。

どうしても失いたくないのは、生きているという実感です。実は、病気になる前の自分を考えると、本当に生きる実感を持っていたのだろうかと、自信がなくなることがあります。本当は、前から生きるという実感を失いつつあった。半ば病んでいたということに気付いたのです。病気になって、初めて生きることの大切さを確かめた気がするのです。（『露の身ながら』一六六頁より）

——多田さんへの二つ目の質問は「脳梗塞に倒れた前後で生きる実感は変わったか」というものでした。病に倒れたことで生きる実感を得ることができたのですね。つまり自分の運命を受け入れるということが、そのきっかけになった。多田さんはみずからの運

命を受け入れる決意を著書『寡黙なる巨人』の中でこう語っています。

私は私の中に生まれたこの巨人と、今後一生つき合い続け、対話し、互いに育てあうほかはない。私は自分の中の他者に、こうつぶやく。何をやっても思い通りには動かない鈍重な巨人、言葉もしゃべれないでいつも片隅に孤独にいる寡黙な巨人、さあ君と一緒に生きてゆこう。これから娑婆ではどんな困難が待っているかわからない。でも、どんな運命も一緒に耐えてゆこう。私たちは一人にして二人、分割不可能な結合双生児なのだから。そして君と一緒にこれから経験する世界は、二人にとって好奇心に満ちた冒険の世界なのだと。（『寡黙なる巨人』九九〜一〇〇頁より）

――挫折、絶望、そういう運命を受け入れることで、そこから生きる力が得られる。これも寛容の力と言えるのかもしれません。

しかし多田さんはこのあと、さらなる試練に直面することになります。

多田さんがリハビリを始めて五年目（二〇〇六年）、厚生労働省は突然、診療報酬の改定を打ち出しました。それによると障害者のリハビリは最長でも一八〇日に制限されることになったのです。多田さんが続けてきたリハビリも、通っていた病院の主治医から打ち切りを宣告されます。多田さんはそのことを『落葉隻語　ことばのかたみ』の中に収められた文章でこのように語っています。

後遺症で身動きもままならないのに、入院中の病院から出ていってくれと言われた患者。転院を迫られても引き受けるところが見つからない重症者。帰るに帰れない事情を背負った麻痺患者。リハビリを打ち切られて極度に機能が落ちた重度の障害を持つ者。声を上げることができない脳卒中の患者が、行政から見放されている。「医療の効率化」の名の下に重症者が選別され、国から見捨てられた棄民と化している。（中略）

リハビリをすれば社会復帰できたのに、寝たきりになった患者の人権はどうなるのか。最後の命綱を断ち切られて、命を落とした人に涙を注がないのか。この

日本で難民ではなく医療を奪われた棄民が発生したのだ。（『落葉隻語　ことばのかたみ』青土社、一三三〜一三六頁より）

――多田さんは、リハビリの打ち切りは弱者への死の宣告であり暴挙であると、新聞や雑誌の紙面をつかって告発します。同時に、白紙撤回をもとめて署名運動を呼びかけ、全国から四四万人もの署名が集まりました。多田さんはその署名をたずさえて、車椅子で厚生労働省に乗り込み抗議の意志を示したのです。

リハビリの制限に対して、命を削るようにして闘った多田さん。それは弱者切り捨てへの怒りでした。つまり寛容でないもの、非寛容に対する闘いであったと言うことができると思います。

闘いだけではありませんでした。多田さんはたくさんの本を書いていらっしゃいますが、倒れてからの九年間で著した本が九点、往復書簡が三点に及びます。命のあり方を精力的に世に問うてきました。けっして無理をしてはいけない身体に鞭打っての執筆でした。そこで次の質問です。

3　格闘の日々を支えたものは？

――多田さんのエネルギーの源はどこにあったのか。その強靭な意志を支えていたものはいったい何だったのでしょうか？

この九年間、多田さんをつきっきりで看病してきたのは、妻の式江《のりえ》さんです。献身的でユーモアを忘れない式江さんの存在は大きな支えでした。多田さんと式江さんはお見合で出会い、半年後に結婚しました。昭和四三年、多田さん三四歳のときでした。

●多田式江さんのコメント

――第一印象はどんな印象をお持ちでした?

多田式江　まだ細身で繊細な感じの人でしたけど。自称詩人で。私は写真も見なかったです。すごい自信たっぷりの人でした。結婚式でまず最初に私のために詩を書いてくれました。

――多田さんが式江さんのために書いた詩です。この詩に二人の未来への希望をこめました。

もしぼくらがこわれやすい木の家を建てたなら、
女神のように巨大な樹を植えよう

（詩「カントウズII　式江に」『多田富雄詩集　寛容』より）

――倒れる前の多田さんは、典型的な亭主関白だったと言います。はたから見ると、温和でおしゃれでダンディな、やさしい多田さんというイメージがあるのですが、いかがでしたか？

多田式江　外面はね（微笑）

――子供さんにも厳しいお父さんだったのですか？

多田式江　ええ、厳しいですね。うちにはアメリカから買ってきた、ペンペンというお尻をたたく板がありました。それでみんなやられました。（笑）

――子供さんたちから見たお父さんというのは、どういう評判だったのでしょうか？

多田式江　「怖い」のひとことですね。逆らわないように、近づかないようにしていました。ですから娘たちもさっさとお嫁に行きましたし。

――家では厳しい父親、研究者としては多忙きわまる日々を送っていた多田さんは、とつぜん脳梗塞に倒れます。結婚して三三年目のことでした。

多田式江　まあショックはショックでしたけど、真っ白になるほどのことはなかったです。なんとしても受け入れるほかないというか、命さえ助かればあとは介護しようという決心だけです。

――式江さんに介護を受ける日々を、ご主人の多田富雄さんはこう書き記されています。

私は言葉が不自由でしゃべることができない。つい物をたたいたり、大げさにいやみな行動をとります。妻もいつでも黙っているわけではありませんから、夫婦喧嘩になります。もちろん、体と言葉に不自由な私に勝ち目はありません。降参です。しかし、これは精神衛生上よろしくない。それで私はうたを書いて妻に見せることにしました。たとえば、

〝あう〟としか　言い得ぬ我の　悲しさよ
不意の怒りに　妻の当惑

というようなものです。

事ほど左様に、病者と介護する者の関係は難しい。まさに修羅の苦しみです。「ありがとう」と言葉で言えないのはつらいことです。（『露の身ながら』四八～四九頁より）

多田式江　ですから私は教育しました。介護するほうもつらいんですから、どうか「ありがとう」とかねぎらいの言葉を言ってくださいと。そうしたら「言葉でしゃべれない」と言ってきました。そこで、いやそんなことはない、片手があるんだから片手で抱いてくれるとか、肩をぽんぽんするだけでも、手を握ってくれるだけでも、頭をなでて

くれるだけでもいいからやってくださいと、そうでないと私はやっていけないと。

――そうしたら多田さんはどうしました？

多田式江　やってくれました。

――式江さんとの二人三脚で闘病の苦しみを乗り越えようとしていた多田さんに新たな病が襲います。五年前、前立腺がんが見つかったのです。

多田式江　主人はがんが見つかったことを絶望はしていませんでした。これで寿命が短くなることを再認識しただけで、これで、そんなに長くはない、それまでに一生懸命やろうという感じだったと思います。

――そのことについて多田さんはこう書き残しています。

私は生きることにだんだん慣らされた。なんといっても妻の力が大きい。（中略）

死ぬはずだった自分の命の限界まで生きてから、この地球からおさらばしようと思い始めた。実際、脳梗塞になる前より、私は物事を深く考えるようになった。他人のことも、以前より理解できる。頭が良くなったようだ。体が利かなくなってから、確かに寛容にもなった。時には、不思議に高揚して、全身を詩に満たされることもある。壊れた脳に新しい回路が作られたらしい。（『ダウンタウンに時は流れて』集英社、一八二〜一八四頁より）

多田式江　病気のなせるわざで、いわゆる感情失禁といって、ちょっとしたことで泣き出すとか、笑い出すとか、怒り出すとか、そういう喜怒哀楽が出てきたのです。今まで子供たちが来ても、嬉しいとも何とも言わなかったのが、手を握って「よく来てくれた」とか「ありがとうね」と言い出して、昔のかちかちの父親像ではなくなったので、やっと子供たちも近づいていっしょに介護してくれました。病気の一端ではありましたが、喜怒哀楽が出てきたということが、ほんとうに私たちの助けになったと思います。

――多田さんの日常を支えた式江さんの献身的介護。さらにもうひとつ支えたものがありました。それは表現活動です。左手でキーボードを打ち、世間に訴えることができる。それは大きな希望をもたらしました。

多田式江　科学をやる前に、文章を書くことがすきな人でしたし、文章で表現ができる人だったので、いまそれができるという認識をもっただけで光が見えてきたと思います。

舌がぜんぜん動かなくて、仰向けになると窒息しそうになる状態でしたから、横にしか向けられないという中で、ぽつぽつでも、何をしてください、何が欲しい、と訴えることができるだけでもよかったのではないかと思います。それが最初にたまたま詩のかたちで出てきたので、忘れていた詩作ができそうだという希望がもてたのではないかと思います。

書けるだけのことは書かしてやりたいし、何年寿命が伸びたって、命が伸びたからいいものとはかぎらないし、充実していればそれでいいと思います。

――そのことを多田さんはこう書き記しています。

もともと原稿は手書きであったので、ワープロなんて使ったことがない。初めは字を入力しても間違った文章しか出てこない。それでもこれしか表現する手段がないとなると、必死である。（中略）

高校を卒業したころ、私はいっぱしの文学少年であった。（中略）

私は五十年の時を隔てて、半身不随の身になって、昔の文学青年の血が騒ぎ始めたのを知った。書けるなら書いてやろう。今いる状態が地獄ならば、私の地獄篇を書こう。それはなぜか私を勇気づけた。（『寡黙なる巨人』四一頁／四八頁より）

＊

——晩年の多田さんの表現活動の主軸になったもの、それは能です。病に倒れてのち、新作能の脚本を五本も書いた多田さんにとって、能は趣味の域を越えたものとなりました。かつてＮＨＫの番組の中でこう語っておられました。

私は学生のころにお能というものを初めて見たんです。こんな不思議な世界はないと思って、取り憑かれたようになって稽古するようになったのです。（ＮＨＫ「にんげんマップ」平成六年放送より）

——倒れてからの多田さんは、小鼓を打つことができなくなったかわりに、新作能の脚本を書くことで能と関わるようになります。能舞台こそ科学や命のあり方を問いかけることができると感じて、身を削るように作品を生み出しました。

ともに舞台を創り上げた人も多田さんの表現の変化を感じていました。能のプロデューサー・演出家として多田さんと共同作業を続けてこられた笠井賢一さんはこう語っています。

●笠井賢一さんのコメント

笠井賢一　倒れられてから、「それまでのは趣味だった、倒れてからはほんとうに切実に書いている」というふうなことをご自身おっしゃっていました。倒れられるまでは、さまざまな自分の活動の領域があって、それぞれ切実であるにしても、能というものを楽しむ余裕もあったし、そして書くことによって問題を提起するということがあったわけでしょう。しかし倒れられてからは、外へ出す言葉を失ってしまい、自分の生きることの根拠として、キーボードを指一本で打って書かれた詩や新作能が、社会につながっていく唯一の窓口になりました。それでものを書く行為が内省的、自己批評的になり、深くなっていったと思います。だから書くことの重みが違ってきたというふうに思います。

――多田さんは能を通して文明のあり方を問いかけました。

新作能「長崎の聖母」は原爆投下から六十年を迎えた平成一七年、長崎の浦上天主堂で上演されました。美しい夕映えの長崎に聖歌が聞こえる中、聖母の舞いに被爆で苦しんだ人々の復活と再生の願いをこめたのです。多田さんは核の問題についてこう述べています。

目標は核の全面廃棄しかありません。いかなる条件もつけない完全な核廃絶のために、努力して行くしかありません。

私は希望を捨ててはいません。核の脅威は現実には押し迫った問題ですが、それを不用意に使ってしまうほど人間はおろかではない。どこかで破滅を回避する自己保全の遺伝子が働いていると思います。これまで何度もあった危機を回避できたのは、単に幸運であっただけではなく、心の奥底の恐れと、人間に対する愛と信頼が残っていたのではないかと思うのです。（中略）

少なくとも生物学を学んだものとして、生命を大切にした生き方を守ること、そして生命のルールを守って生きることの大事さを、どんな形でも訴えていくことが、私たちにできる何よりも大きい意思表示ではないでしょうか。（『露の身ながら』二三八〜二三九頁より）

――私たちの生命、魂のありようを厳しく問う多田さんには、こんな文章も残されています。

能の幽霊は、生前果たされなかった恨みを語るために、この世にやってくる。不条理な殺人、恋に八つ裂きにされた恨み、戦争の犠牲になった武将、そうした普遍的な人間の恨みが、能には劇的に描かれている。

しかし能では、恨みの報復は描かれない。最後はたいてい僧の読経などで唐突に終わってしまう。（中略）

東洋には、恩讐を越えて赦すという、寛容の境地があったことを改めて思う。

（『落葉隻語　ことばのかたみ』一六九頁／一七二頁より）

――ここにも寛容という言葉が出てきました。多田さんが手がけた新作能はそれぞれ今の文明・科学のありようを問うものでした。それは私たちに何を訴えようとしていたのでしょうか。

それが四つ目の質問です。

4　文明と科学の未来に救いはあるのか？

――今の文明・科学のありかたを考えるとき、私たちの生命に救いはあるのでしょうか。

晩年の多田さんは作家の石牟礼道子さんと往復書簡を交わします。長年、水俣病に寄り添った石牟礼さんと多田さんの交流は、まさに魂のやりとりとなりました。

今の文明や科学のありかたに対し、多田さんは石牟礼さんにどんな思いを打ち明けていたのでしょうか。石牟礼道子さんは、現在パーキンソン症候群と闘いながら執筆活動を続けています。昭和四四年の著書『苦海浄土』は、文明の病としての水俣病を見つめ、魂の文学として描き出しました。石牟礼さんは、晩年の多田さんと丸二年にわたり往復

書簡を交わしました。ちょうどそのころの多田さんは癌の治療の苦しみと闘っていた時期でした。

どんなやりとりがあったのか、熊本市にお住まいの石牟礼さんを訪ね、お話をうかがいました。

●石牟礼道子さんのコメント

――病苦と闘っておられる多田さんのことを、石牟礼さんはどういうふうにお感じになられました？

石牟礼道子　私は、全身全霊で、いまわの際の遺言をお聞きしているのだと受け止めました。これは私一人が聞くのではなくて、人間の一員として受け止めなくてはと思いました。多田さんという方は、人の何十倍も人間に対して興味をもっておられる、愛情をもっておられる。どの文章を読みましても、敵対するグループというのもなきにしもあらずだったと思うんですが、基本的に人間に対して愛をもった方だと思っていました。男の方にしては珍しいですね。

――それはどこに向けての愛だったのでしょうか？　何のために、どこをめざしてのものだったのでしょうか？

石牟礼　どこをめざしておられたのでしょうか。人間は滅びてはいけないと思っておられたと思います。

人間の絆も、世俗的な喜びの日々も失ってしまって、最後に残るのは何だろうかと思います。魂はお金でやりとりするわけではありません。何か世俗的な意味の駆け引きでやりとりするわけではございませんよね、魂というものは。

――魂とは、人間の元の元である、大事なものという意味なのでしょうか？

石牟礼　はい。水俣では、魂という言葉を使うときは、よそ様の子供さんのことをも心配いたしましてね、あの子はどこの家の子なんだけどと……。何か集団の行事があるとき、たとえば葬式があるとき、子供たちも集まってきますから、そういうときに何にもできなくて、なすすべもなく立っている人のことを、「もだえ神さん」と言うのです。「あの人は突っ立っていて何をしよっとじゃろうか、このたいへんなときに、何か加勢させれば」と誰かが言うと、「ああ、あの人はもだえ神さんじゃって、もだえて加勢しよんなはる」という言い方があるんです。苦しんでいる人に対して何か手を差し伸べることもできない。できないけれども、心の中でもだえて、自分は何もできないともだえている人のことを「もだえ神さん」と言うんですね。何か人命救助をしたとかそんなのではなくて、できないことをもだえている人のことを大切にいたします。

——人のことを考え、もだえる。そのことを大事にする。多田さんにもそういう心はあったのでしょうか？　世の中とか人々に寄せるその心は？

石牟礼　はい、お文章を拝見しますと、随所にそういう感じがいたします。やや新しい言葉になおして言うと「憂えている」。「憂えている」という言葉の中にも「もだえている」ということも入ってくると思います。

――多田さんは何を憂えていたのでしょうか？

石牟礼　日本人の品性が地に堕ちるというと、言い過ぎなのかもしれませんが、品性が地に堕ちつつある現状を憂えて、さまざまなご発言があったと思います。品性が地に堕ちるとは、他者の存在をないがしろにする、他者の存在を無視するというか……。

――品性が地に堕ちた、そういうふうになった元というのは、文明や科学のありように関係していますよね。そこのところを多田さんはどのようにおっしゃっていましたか？

石牟礼　アニミズムがなくてはだめだとおっしゃっていました。人間以外のものと触れ合う。呼吸をし合う。この世にあるのは、人間の言葉だけではないでしょう？　山に行きましても、海に行きましても、とくに海に行くと聞こえるのですが、無数の生きものがいるわけですから……。

多田さんは絶望しておられなかったと思います。

――「長い闇の向こうに希望が見える」とおっしゃっていました。

石牟礼　その、希望が見えるという、先生が希望をもっておられるというのは、愛をもっておられるということですよね。

――愛というものが希望という言葉の元にある。なぜ愛が希望なのでしょうか？

石牟礼　これは水俣の患者さんの言葉ですが、その方は、もう病気になられてとても不自由しておられて、しょっちゅう錐が刺すようにうなじのあたりが痛むとおっしゃっていました。そういう人たちを差別する人たちもいて、屍ではなくて生きていてもがいている人を踏みつけにする人もいたんです。
そういう体験をしてきた方がおっしゃったんですが、「道子さん、チッソを許すことにしました」と。私は何とも言えずにお顔を見ていましたが。「憎む」ということは、自分が苦しむということ。……さまざまな差別が起きましたが、その人たちを憎めば「きつかばい、自分が」と。自分が苦しくなる。「許すことにしたら、楽になったー」とおっしゃっていました。

――それが愛ということですか？

石牟礼　はい。

――そうすると多田さんが最後に残された言葉、「寛容」というものは、そこが大事とおっしゃっておられると思うのですが、一言でいうとどういうことなのでしょうか？

石牟礼　そこでおっしゃっている「寛容」という言葉は、私には何か、再生するいちばん基盤のところに立つという、容認を思い浮かべますけれど。

――再生する基盤に立つ、ですか？

石牟礼　再生する、立ち上がる、そのために大地に立たなくてはならない。その同じ基盤の、大地からエネルギーをもらう。そのエネルギーの湧いてくるところ――「寛容」とは、そんなふうに感じました。

――どうして危機から脱していくエネルギーというものが、「寛容」から出てくるのでしょうか？

石牟礼　それは許されると、人間は自由になりますから。

また水俣の患者さんの言葉を思い出すのですけれど……その方は「心は愛があれば治りますもんな」とおっしゃいました。差別やひどい目にあっても、だれかまた他の人の心に愛があって、それに接することができれば、心は愛でよみがえります。「寛容」というのは愛に似ていますね。

――それも愛ですか？

石牟礼　それも愛じゃないでしょうか？

＊

――相手のことを思い、いっしょに苦しんであげる、「もだえ神」という言葉が、心に残っています。

石牟礼さんとの二年間にわたる往復書簡を終えた多田さんは、その往復書簡をまとめ

た本に、こんな感想を残しています。

昨今の世界的な自然災害の多発が、彼女の警告した人間の際限ない環境破壊に起因することは、ますます明白になっている。経済優先の社会が垂れ流した文明の残渣が、めぐりめぐって、この世の終わりのような恐ろしい災害をもたらしていることにたじろぐのは当然であった。（中略）

私たちはこれを作りだした責任をどう負ったらいいのだろうか。石牟礼さんはその責任をペンで果たしている。書き残さないと、また過ちは繰り返される。それも類いない優しい文体で弱者の苦しみを描き続けた。怒りを包んで、そこからほとばしり出る魂である。それが石牟礼さんの「姉性《あねせい》」だと私は思う。

ともすると絶望、末世の思想に陥って、そこから抜け出せない現代である。しかし彼女の強さと優しさは、一抹の希望を予感させる。私も、私の責任を果たす努力を続けなければなるまい。

この書簡集は、苦しみの中でそんな希望を発見する過程の記録でもあった。苦

しかっただけにそれはありがたい経験であった。（『言魂』藤原書店、二〇五〜二〇六頁より）

――魂の交流のためには、ほんとうの寛容の世界というものが求められるのかもしれません。石牟礼さんも多田さんも苦しみの果てに、そういう寛容の世界にたどり着こうとしていました。

文明の危機を乗り越え、寛容の世界への第一歩を踏み出すために、多田さんは亡くなる三年前、新たな活動を開始しました。

――二〇一〇年三月上旬、多田さんはがんの放射線治療のために、病院を訪れました。がんの症状が進み、翌月に予定されていたシンポジウムへの参加が危ぶまれていました。そのシンポジウムとは、みずからが発起人となった「自然科学とリベラルアーツを統合する会（ＩＮＳＬＡ）」がひらくものです。三年前、多田さんはＩＮＳＬＡの目的をこう話していました。

今、科学者は本当に自分が何をやりたいか、何が問題なのかを、真剣に考える機会を失ってしまいました。ここでは科学の成果を広い意味での人文の目でながめ、芸術文化の活動とつなげて発信することを考えています。

――翌四月、そのＩＮＳＬＡの会場に向かう多田さんの姿がありました。入退院を繰り返しながらも、この会――第３回ＩＮＳＬＡ講演会「日本の農と食を考える～農・能・脳から見た～」――への出席に執念を燃やしてきたのです。

多田さんがこの日のために用意したメッセージは、生命をつくる食、それを支える農業を基盤にした文明のありかたを提起するものでした。

昔々「豊葦原《とよあしはら》の瑞穂《みずほ》の国」と呼ばれた古式豊かな国家がありました。農業は日本の文化の基盤でもありました。「家にあれば　笥《け》に盛る飯《いい》を草枕　旅にしあれば　椎《しい》の葉に盛る」。こんな豊かな感性のもとには稲作農業があったのです。それらがどんなに貧しくとも「足るを知る」寛容な日本人の文化的適正農業道を開いてきたのです。

――多田さんはこのシンポジウムでひとつの仕掛けをしていました。それは、能以前の神事芸能の面影を強く残した舞「三番叟《さんばそう》」を上演することです。五穀豊穣を願う「三番叟」。

この日から十日後、多田さんは亡くなりました。

――多田富雄さんが最後に残した「寛容」の意味について考えてきました。多田さんは、今の文明のありように強い危機感を抱きながらも、その先に希望を見いだそうとしていました。多田さんが求めた寛容の世界を、はたして私たちは実現することができるのでしょうか？

締めくくりに、多田さんが、著書の中で希望を語った言葉を紹介します。「終わりから始まる未来」というメッセージです。

「終わり」というのは、必ず何かが始まる。私の家でも、昨年は双子の孫が生まれた。ふっくらとした赤子のほっぺたをつつくと、あどけない微笑で応える。「そうなんだよ。じいじの世代はお前たちに大きな負の遺産を残した。すまなかったが、強く平和に生きておくれ」と語りかけたい気がする。同時にこの子が大人になるころ、この地球は大丈夫だろうか、目を瞑って想像してみた。私のいなくなった世界を思った。

すると不思議にも子供の走り回っている情景が目に浮かんだ。私のいなくなった時間の風景に、私の孫かもしれない子供が元気そうに遊んでいる。いや誰の子でもいい。幼児が何人も無心に飛び回っている。

私は長い時間、その世界を想像し、これが私の死後の未来だと確信した。それ以外の情景は浮かばなかった。

これからだってもっと生きにくい時代が続くだろう。でもあんな子供たちがいる限り、未来は大丈夫だろう。私は幸福な気持ちで白昼夢の最後のページを閉じた。

去年今年《こぞことし》　貫く棒の　如きもの

虚子

力強い時間の連続性を信じて生きようと思った。（『落葉隻語　ことばのかたみ』九七〜九八頁より）

——科学から出発して、魂のありかたまで問いかけることになった免疫学者、多田富雄さん。闘病の中で未来を見据えた貴重な言葉を私たちに残して、旅立ちました。

今はこんな状態でとっさに答えができません。しかし、僕は絶望はしておりません。長い闇の向こうに、何か希望が見えます。そこには〝寛容の世界〟が広がっている。予言です。——多田富雄

第2部　はるかなまなざし

サーカス　免疫学の冒険

サーカス小屋は高い梁《はり》
　そこにひとつのブランコだ
見えるともないブランコだ

頭倒《さか》さに手を垂れて
　汚れ木綿の屋蓋《やね》のもと
ゆあーん　ゆよーん　ゆやゆよん

（中原中也「サーカス」より）

近ごろの免疫学はわかりにくいですね、とよくいわれる。学問の領域の細分化が進むにつれて、ちょっと離れた分野に住まうものにとって理解しにくくなるのはやむを得ないこととしても、そのニュアンスには、たとえば私たち門外漢に心電図の読み方がわかりにくいというのとはいささか違ったひびきが含まれていることに気がつくのである。そこには、従来の自然科学の伝統に培われ、堅固な概念と定義の上に成立している他の基礎科学の分野にくらべて、いっそいかがわしいほどの概念の飛躍と独特の方法論に対する、いくばくかの不信が含まれているようにも思われる。

もともと感染症の予防と治療という現実的な目的から始まった免疫学の研究が、いつの頃からか母なる細菌学の手をはなれて、独自のカテゴリーの学としてひとり歩きをするようになったのは、ラントシュタイナー（Landsteiner）をはじめとする免疫化学の天才たちの手による豊穣な野の開拓に基づくものであったろう。しかしその後の免疫学、ことに現代の細胞免疫学の発展のためには、恐らくもうひとつのドラマチックな見解の変革の瞬間があったものと思われる。その変革を通して、免疫学は、母なる細菌学にも父なる蛋白質化学にも手におえない蕩児として、何ひとつ頼るもののない荒涼とした砂漠をさまようになったように思われる。

その契機をなしたものは、恐らくイェルネ（Jerne）やバーネット（Burnet）たちを中心とする近代免疫学の冒険者たちの、免疫応答機構に関する思索への旅立ちであった。彼らは、抗体そのものの多様性というまさしく直接の謎を考えるよりも、その多様性を作り出すもの（generator of diversity, GOD）の方に興味を持った最初の人々である。目に見える物として捉えることのできる抗体という〝実体〟ではなく、けっして見ることのできない、GOD、すなわち〝虚〟のからくりを考えようとしたのである。そのあたりから免疫学は、伝染病の防御という実業の学から、虚業の学へと変身することになる。もっともこの虚業の学が、今日難病とよばれるさまざまなヒトの疾病や、癌、老化などの現実の諸問題に、多くの示唆を与え続けていることは周知の通りなのである。

バーネットという、もともとはウィルス学者で、免疫学に関しては素人に近かった冒険者は、著しく限られた専門知識と、驚くべく広くて浅い専門外の知識を組み合せることによって、今日〝クロン選択説〟とよばれる、真理と矛盾にみちみちた見解の変革の書を著わした。彼の提案した仮説とそこに含まれる矛盾の多くは、いまだに解決されてはいないが、彼の発明した思想は、今日の免疫学者にいまもって飛躍への勇気を与えつづけていることは確かなのである。

バーネットのやり方というのはこうである。抗原や抗体という実際に手にとり解析し得るものから、一歩づつ一方方向に研究を進めてゆくという正統なやり方ではなくて、——つまり抗原の側からその運命と細胞への影響を解析するのでも、でき上った抗体の性質の側から、この蛋白を合成する機構を調べようというものでもなくて——それら一切合切を未知のブラックボックスの中に一度抛りこんでしまう。その上で免疫応答の全体を生態学的に眺めようという大変乱暴なやり方である。しかし、かようにして微視的な現象から眼を遠ざけてみた瞬間、新聞の大見出しのようにしてとびこんできた問題は、免疫学的寛容、自と他の識別、免疫学的記憶というようなはなはだ形而上的な概念であった。眼を近づけて新聞の小活字を拾っていれば、けっして視野の中に入ってくることのなかった巨大な概念である。また悪しき専門家が、目先の興味と実用にひきずられて考えることのできなかった、素人のやさしい目からみた基本的で率直な疑問であった。

ところで現代の免疫学は、これらのいわば形而上的な主題を、ことごとく細胞あるいは細胞下レベルで解析しようとしている。もともとは見えざる概念（GOD）を相手にしたとき、われらもまた数々の巧妙なトリックをあみ出さねばならない。ブラックボックスの中で起っている嵐を、まるで天球儀に映し出すように透視するためには、細心でかつ大胆な方法論を発明しなければならなかった。

そのひとつは、リンパ組織の構造論を跳び越えて、リンパ系細胞間の相互作用をまったくエコロジカルに扱うという、病理形態学者なら顰蹙せざるを得ないような野蛮な方法である。その結果パンドラの函からは、今日T細胞とB細胞と呼ばれるような、外見上は全く区別のつかない二種類のリンパ球が現われ、その上それらが、機能的分化をもとにして、もろもろのわざわいにも似た部分母集団（subpopulation）に分かれることになった。しかしこの混乱を通過することによって、今日ではそれら細胞間の相互作用と、その結果見事に成立する免疫学的恒常性の機序も解明されようとしているのである。それでも悲しいことに、これらの細胞群は、つねにエコロジカルな存在であって、細胞生物学的あるいは分子生物学的な、すなわち工人の手による解析の対象には、私見ではいまのところならないし、またそういう育ちのよい息子たちの持つ欲求も私たちにはあまりないのである。

それはポレミックには、真理を直接視ようというのではなくて、真理の欠けた部分や、真理とあい容れないような部分を視ることによって、逆に真理の全体性を追求しようという、かつて他の堅固な基礎科学では試みられなかった新しい方法でもある。解剖学や生理学が、その受けついだ伝統によってつみあげた壮麗な石のドームを持ち、細菌学や病理学があたたかく堅固な木の家を持つとすれば、免疫学はいわば天幕ばりのサーカス小屋のようなものである。その天幕の下の千のブランコはゆれ動き、千人のブランコ乗りたちは巧妙にひとつのブランコから他のブランコに乗り移ろうとしている。地上では、上昇するための千のトリックがいま観客の目をうばっている。免疫学の今日の担い手が、二十代、三十代の若者であって、私たち背骨が硬くなって、ロッキングチェアの方が懐かしくなったものにとってついてゆくことがむずかしい部分があるのは、この無作法でかつ柔軟な思考が、免疫学の研究と理解に絶対に必要であるためかもしれない。これらの若い旗手たちに最小限要求されているのは、絶対にスマートであることである。頭の悪い免疫学者というのは当分あり得ないだろうし、現代の免疫学は、このおどろくべく明晰なピタゴラス的なスマートさによってかろうじて堕落と退廃からまぬがれているといってもさしつかえないだろう。

　ひるがえって考えてみれば、今日真理というものは本当に唯一なのであろうか。サーカス小屋でひもじく暮してきたやくざな私たちにとって、唯一の真理という概念を信じることはきわめて困難である。免疫学的寛容という現象ひとつとっても、唯一の真理は存在しない。それは、すでに古典的になったバーネットの〝ある細胞の死滅〟であったり、また一時的不活性の状態であったり、一種の抑圧状態であったりする。現代の免疫学はこうした多数（multiple）の真理を容認する上で、きわめて流動的に成立しているのである。光が粗密波でも粒子線でもあるように、複数の真理（truths）をきらわないところにもうひとつの免疫学の論理がある。これもまた、他の基礎科学者が異端の臭いをかぎとるところであろう。もし真理がひとつであったら、私たちは一本の綱にしがみつきそれをつたいながら登ろうとするだろう。しかしもし真理が複数だったら、上昇するためにゆらめくブランコを飛び移りながら天幕の高い梁の先端にまで昇ってゆくという生き方が生まれるだろう。たとえわれらの心がそのようにやさしく柔軟であったとしても、たどりついた天幕の上が美しい星空なのか、それとも落下だけが待っているまっくらくらの闇と沈黙なのかは誰も知らない。しかし、ブランコ乗りたちの上昇は、いまもすさまじいエネルギーで続けられている。それは今日の蕩児が、やがて遠望できる高見から、母なる細菌学ばかりでなく、多くの基礎科学や医学に、もうひとつの展望を与える希望を失っていないからである。

はるかなまなざし　生命の映像化

塩野七生さんの本を読んでいたら、「学者とは、他人からみれば重要でない小さなことに、通じている人のことなのだから」という文章にぶつかって、妙に関心してしまったことがある。私も科学者のはしくれなので、わが身をふり返って、まさにその通りと納得したのである。

そんなとき、NHKスペシャル「人体」の番組の制作に協力して欲しいというお話があった。他人からみればあまり重要でないことに血道をあげている私などは、ちっとも役に立つまいと躊躇っていたが、ディレクターの高尾正克さんの情熱と、CG制作の伊藤博文さんや佐々木和郎さんなどのキャラクターにひかれ、気がついてみると半分のめり込んでしまっていた。お手伝いをしたおかげで、私たちが研究している小さな部分も、まんざら他人にとって無意味なことばかりではないことを再認識させられ、口車に乗せられてしまった恨みも帳消しになった。

本当のところ、この番組作りに協力して、教えられるところが多々あったのである。学者とか研究者というのは、塩野さんのいう通り、どこまでもディテイルにこだわる人種である。そのひとつひとつを見るために、自分の目玉をできるだけ対象に密着させて、ついには見ている自分という存在さえ消滅させてしまう連中なのである。生命科学の領域でも、対象にしているのは、もう生命の単位ですらなくなった遺伝子の断片である。それを、価値判断など抜きにして、ひたすら解析し、記載しようとしている。それはそれで正しい科学者の生き方なのである。

しかし、一般の人たちには、それでは何の役にも立たない。一方、NHKの方では、一般の人たちに意味のあるような番組を作らなければならない。研究者とNHKは、もともと相容れにくい存在ということになる。

「人体」の制作スタッフは、私の頑迷固陋な（ついでに、これもまた学者の特性である）近視眼的視点をひきはがし、遠いまなざしで生命というものをみることを要求したのだ。はじめは懸命に抵抗していたが、とうとう一蓮托生、現代の生命科学の最先端を映像化するという大実験に、片棒かつぐことになってしまった。それは、私にとって全く新しい経験になったのである。

私が研究している「免疫」は、いま急速に進展している生命科学の一分野である。次々に新しい分子や遺伝子が報告され、私たち同業者仲間は、いつも興奮の渦の中にいる。ひとつひとつの分子も、長い眼で見れば、生命の維持、人類の生存、病気の克服、健康の増進などに役に立つものなのかも知れない。しかし、私たちはそれだから研究しているわけではないので、役に立とうが立つまいが、それは発見され、記載されなければならないのである。ここで効用などを考えるのは邪道なのである。

しかし、そんなことをいっていたのでは、一般の人たちに興味ある番組などは作れない。石頭の私と、CGのスタッフは、何度も衝突しながら一致点をさぐった。

そもそも、私にとって細胞というのは、軟らかな流動性の膜に包まれ、遺伝子のつまった核と、呼吸と代謝のための沢山の小器官や酵素を含んだ液状の細胞質から成る、生命活動のユニットである。細胞膜ひとつをとっても、おびただしい種類の蛋白質分子を浮かべた海のようである。顕微鏡の下で蠢く様々な姿態や、分裂のたびに起る複雑な営みなどが頭に浮かぶ。そのディテイルを無視することはできない。

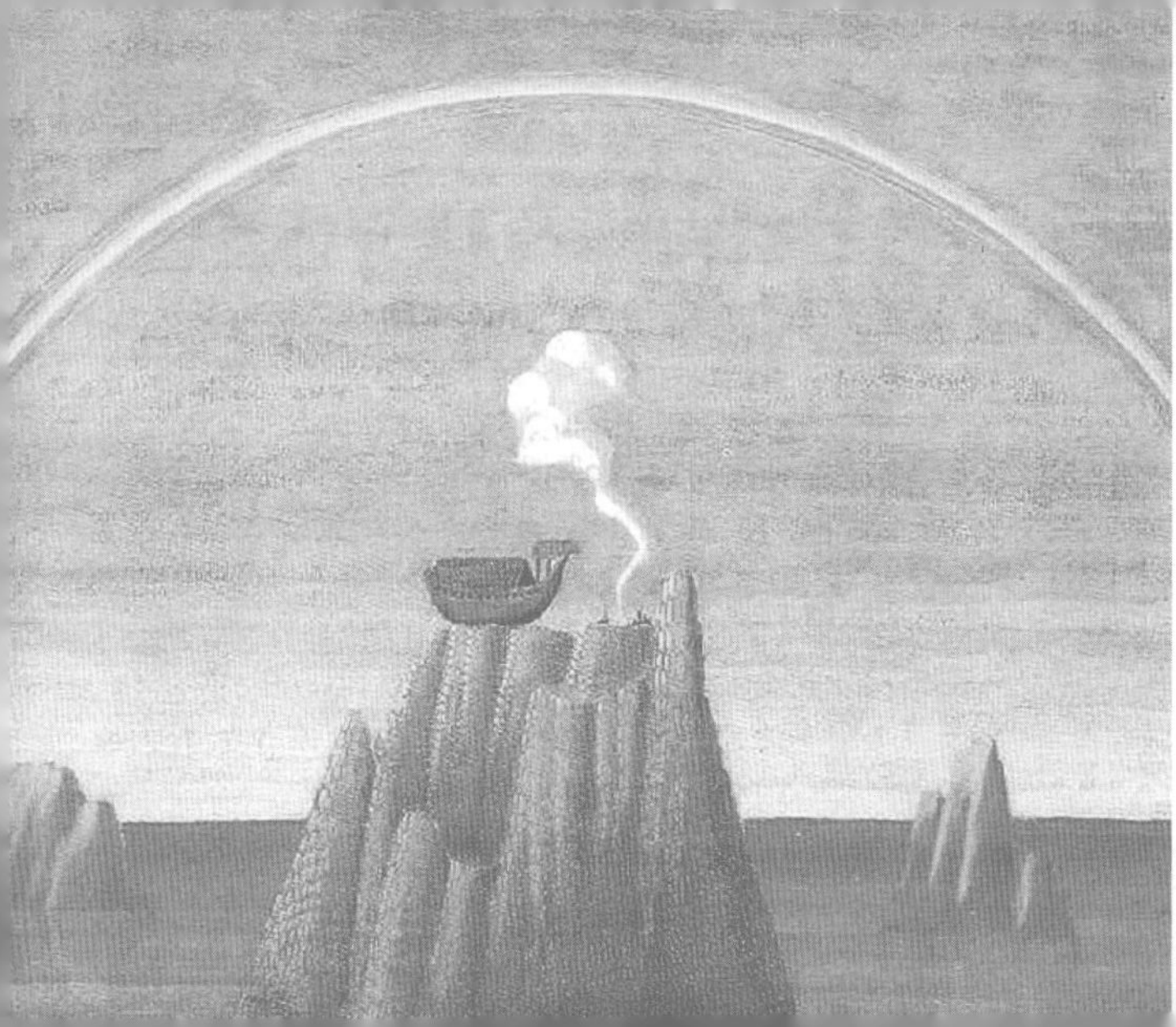

バナッハ＝タルスキーの逆説 同じ大きさ？
●L・M・ワプナー／佐藤かおり他訳
数学の重要課題を召喚する、数学的発見・パズルの魅力。 ¥2310

数学オリンピックチャンピオンの美しい解き方
●T・タオ／寺嶋英志訳
数学オリンピック最年少金メダリストによる、誰でも楽しめる理想の数学教室。 ¥1995

リーマン予想は解決するのか？ 絶対数学の戦略
●黒川信重＋小島寛之
沸き立つ数学界の最前線をめぐる白熱の対話。21世紀数学の要、F1スキームとは何か？ ¥1890

宇宙の向こう側 量子、五次元、ワープト・スロート
●横山順一＋竹内薫
量子、次元、ひも理論をはじめ、量子宇宙のめくるめく世界観をわかりやすく解説。 ¥1890

量子力学は世界を記述できるか
●佐藤文隆
量子力学の登場によって、世界は、そして科学の意味はいかに変わったのか？ ¥1995

＊は新装版

北欧神話 ●H・R・E・デイヴィッドソン ¥2520

エジプト神話 ●V・イオンズ ¥1890

ユダヤの神話伝説 ●D・ゴールドスタイン ¥2730

ペルー・インカの神話 ●H・オズボーン ¥2520

マヤ・アステカの神話 ●I・ニコルソン ¥2730

ローマ神話 ●S・ペローン ¥2520

オリエント神話 ●J・グレイ ¥2940

アメリカ・インディアン神話 ●C・バーランド ¥2310

ゲルマン神話 上・下 ●R・テッツナー 上¥2520 下¥2940

北欧神話物語 ●K・クロスリィ-ホランド ¥2520

神の仮面 上・下 ●J・キャンベル 各¥2940

含む、切なくも希望とノイズに満ちた対論集。 ¥1890

生権力の歴史 脳死・尊厳死・人間の尊厳をめぐって ●小松美彦
なぜ脳死が人の死とされるのか、なぜ尊厳死が推進されるのか。生権力の淵源に迫る画期的な著作。¥2520

リスク化される身体 現代医学と統治のテクノロジー ●美馬達哉
メタボリック症候群、パンデミック、医療「崩壊」、大震災…。絶えず自己管理を迫られる現代を精緻に分析。 ¥2520

無理数の話 √2の発見から超越数の謎まで ●J・ハヴィル 松浦俊輔訳
黄金比から、πやe、ゼータ関数まで、いまや現代数学に欠かせない主役となった無理数の、かくも魅力的な世界。¥2940

評伝ジャン・デュビュッフェ アール・ブリュットの探求者 ●末永照和
ブルトン、アルトー、セリーヌなど、あまたの交流と同時代の思潮を描出し、多彩な先駆的創造の全貌に迫る。¥2940

教育思想の50人 ●L・ブレスラー他 広岡義之他訳
発達心理学や自由教育の開拓者など、キーパーソンを中心に、思想、実践、影響関係を的確に紹介・解説。 ¥2940

デザインするテクノロジー 情報加速社会が挑発する創造性 ●池田純一
スマートフォンをはじめ新たなコンピュータが日常環境化したなか、いま創作の現場で何が起きているのか? ¥2730

樋口一葉考 ●中村稔
従来の一葉の作品解釈の誤謬を明らかにし、一葉日記の精密な読解により、その生活と思想の実体を抉り出す。 ¥2310

古代研究 列島の神話・文化・言語 ●三浦佑之
いまだ「日本」という国がかたちすらなかった古代の列島の姿を丁寧にひも解く、三浦古代学のひとつの到達点。 ¥2520

水瓶 ●川上未映子
ことばと出会い、生みだしつづける…。ありとあらゆる少女のよろこび。奔放にして芳醇な言語宇宙の炸裂。 ¥1365

ところが、ＣＧの佐々木さんは、ことこもあろうに細胞膜を金属性の硬構造に変えたらどうかと提案した。私のディテイル主義は、それを受け入れることができない。

一方、私の考えを推し進めれば、最終的にはＣＧではなくて実写になってしまうのである。私は、百歩譲って、細胞を金属性の球とした上で、どのようにして現実のディテイルを、偽わることなしに押し込めることができるかを考えた。

こう立場をかえてみると、次々に色々なアイディアが現出された。ディテイルの真実、つまり働らきを担うさまざまな分子を記号化して、硬構造の膜の上に置いてみるのである。ごく最近発見された受容体分子なども、記号化して細胞の上に乗せて貰った。その結果、顕微鏡下の軟構造の細胞とは形の上では違うが、事実と意味を満載した、実体よりはるかに情報量の多い生命体としての硬構造の細胞が再生したのであった。

こうして新しい生命を吹き込まれた人工の細胞は、同じプロセスを経て誕生した他の細胞たちと、画面の上で次々に相互作用を繰り返して、現実の顕微鏡下ではついに目撃することのできなかった生命のドラマを演じることになった。ＣＧスタッフの挑戦した新しい視覚の実験は、こうして成功したのであった。この番組のＣＧが、単に事実をわかりやすく提供したということのほかに、深い感動を視る者に与えたのは、単に技術によるだけでなく、生命をはるかなまなざしで見直すという視点の変換を行なったからではないかと思う。それは、専門の科学者が事実に密着するあまり失なってしまった視線のようである。

もともと科学の認識のしかたには二つのやり方があって、発見し分析し記載するというやり方のほかに、全体と部分の関係を読みとる、いわば象徴的ともいうべき認識のしかたがあるように思われる。ノーベル賞クラスの研究の発端は、恐らく第二のやりかた、断片のみにとらわれず、感性と想像力とを駆使して、はるかなまなざしで物を見るという段階があったのではないだろうか。そういう認識のしかたを、現代は不当に排除してしまっていないだろうか。科学の進歩が、ますます人間から離れてゆく理由も、そんなところにあるのかも知れない。

「人体」の制作に少しく参加することによって、またこの制作チームの人たちとおつき合いすることによって、私は科学の認識のしかたについて深く教えられたような気がしている。

高齢化社会への生物学者の対応

北イタリアのアレッツォという町の聖フランチェスコ寺院の祭壇には、一風変ったアダムとイヴの絵がある。

一五世紀の大画家、ピエロ・デラ・フランチェスカの傑作、「十字架の奇蹟」の一連の壁画の一枚で、年老いて立つこともできないアダムのうしろに、よぼよぼになった老婆のイヴが佇んでいる場面と、死んだアダムを埋葬するイヴが同時に描かれている。やがてアダムの墓から一本の樫の木が生え、それがキリストの十字架になるという復活と転生の奇蹟についての、たとえようもない美しいフレスコ画のことは別として、老いさらばえ死を待つばかりのアダムと、長々とたれ下がった乳房を皺だらけの皮膚で包んだイヴは、老いというもののすさまじさをあますところなく示している。それは若さのあまりに禁断の木の実を食べて、青年のアダムと楽園を追放される羞恥に満ちた乙女のイヴとはまさに対照的である。ピエロ・デラ・フランチェスカは、この老いのすさまじさと不条理を、死と転生の主題の最初にすえて、この世で最も美しいフレスコ画をアレッツォに残した。

高齢化社会とか長寿社会と言いかえてみても、私たちは確実に老齢化社会を迎えつつある。これからの老人問題は、国にとってばかりでなく、医学的にも、思想的にも、また人間存在としても、超一級に重要な問題であることは言うまでもない。

老人医療の問題や老人の福祉、生きがいなどについての議論は別にゆずるとして、基礎医学、生物学の立場から「老化」をどう考えるかというのが、大きな難問として提出されているところである。それを考えるためのいくつかのポイントを指摘してみたい。

たしかに、人間は確実に老い、確実に死に向かって歩んでゆく。それはまぎれもない生物学的過程である。それに比べたら、癌も心臓病も偶発事故に過ぎない。それでは、そんなに確実な生物学的「老化」とは何ものであろうか。

このようにあらためて問いかけてみると、老化を規定する生物学というのが、著しくプリミティヴな段階にあることに気付くのである。ある者は個体全体の老化と生きざまを、ある者は臓器、ことに脳神経系の問題として、ある者は培養細胞レベルで、または体液成分の異常を指摘することによって、時にDNAの損傷や修復の問題として、「老化」を断片的に拾いあげようとしている。こうした現象論が、老化を構成している重要な部分を取りあげていることはたしかである。しかし、それが老化の生物学的過程を本当に反映しているかというと、まことに心もとないのが現実である。

私自身、老化を免疫学の観点から解明しようと考えて、いくつかの実験を試みた。その理由のひとつは、免疫系における重要な中枢臓器である胸腺こそ、最も確実に加齢を反映しながら退縮してゆくという事実である。

免疫と老化について調べていってやがて気づいたことは、老化の過程が、他の最も生物学的過程、たとえば発生や分化、成熟などに比して、いかにも非連続的、かつ不規則的なものであるという実感である。それはプログラム通りに進行する過程ではなくて、星が落ちるように、プログラムがひとつひとつ崩壊してゆく過程なのである。ひとつのアンバランスが生ずると、次に別のアンバランスが現われる。アンバランスを包むアンバランス。そして、やがて老化という、むいてもむいても芯が見つからないラッキョウのような老化の構造体が出現する。

現代の分子生物学は、発生という聖域にも足を踏み入れ、生物の生成過程に工学的メスを入れつつある。分化や成熟、それを通して成立した生命体の働きにも生物学は人工的に介入しつつある。しかし、「老化」の生物学は、まだそれにはほど遠いばかりか、老化をどのようなサイズのメスで扱ってよいかさえ判然としないのが現状なのである。

たしかに、老人問題を二一世紀の社会問題として取りあげることは焦眉の急であるが、それは本当の意味での解決ではない。老化の生物学を育てることこそ、次の世紀の人類の幸福をさぐるもうひとつの重要な道である。

決して不老不死の妙薬などを考えようというのではない。運命的におとずれる老化という不条理な生物学的過程の中心に何があるのか。それはひょっとして見てはならないほど恐ろしい、したがってきわめて前衛的な生物学的現象なのかもしれない。また老化過程のひとつひとつに生物学の光をあて、工学的に介入してゆくことは、これからの基礎医学、生物学にとって最も勇気のある挑戦かもしれないと思うのである。

科学ジャーナリストの育成を　私の紙面批評

二〜三週間ていどは新聞やテレビを見なくても痛痒を感じない私のような者が、この紙面批評のために、四カ月にわたって新聞四紙に毎日目を通してきた。おかげで、新聞というものの組み立てを初めて知ることができた。

たとえば、朝刊の後ろから四面目の通称メディア欄。ここではメディア関係各社が互いに批判しあいながら、切磋琢磨していることがわかった。いわゆる「やらせ」の批判を含めて、報道の過ちや行き過ぎを日常的に正し合っていることに敬服した。

そういう目からみると「一九九三年」二月二十日に報道された「対がん十カ年戦略事業、無関係の〝成果〟PR」などは、あきれてものが言えないだろう。一千億円を超す国の事業「対がん十カ年総合戦略」の成果を国会議員などにPRするために作ったパンフレットに、この事業とは無関係な他人の成果がいくつも含まれていたというのである。私も資料を見てびっくりした。この事業が始まる前の他の研究者の業績や、外国人が発見したものまで堂々と入れてある。外国人の研究者が見たら良心を疑うであろう。

朝日新聞が、この隠れた事件を取り上げたことに敬意を表する。しかし、こうしてはからずも表面に表れた日本の科学研究、あるいは科学行政の体質的な欠陥に、もっと立ち入って検証してもらいたいと思った。ともすると流行の後追いと人気とりで動いてしまう研究プロジェクト。仲間うちだけでのなれあいの評価やごまかしの成果公表はないだろうか、こうした科学プロジェクトの組み立てや本当の成果を徹底的に検証すべきである。

新聞の役割は、事実を客観的に報道するばかりではなく、その背景を検証し、改善の方策を論じてゆくことであろう。

折しも日本の基礎科学研究の貧困が問題にされている。三月四日の朝刊では、一流国立大学の理工系の研究室の貧しい設備とずさんな安全管理が、企業関係者によって指摘されている。八日の論壇でも三重野博司氏が「なぜ嫌われる理工系博士課程」という一文でこの現実を嘆いておられる。六日の声欄には、分類学を専攻している学生から「基礎科学推進を真剣に考えて」という悲痛な叫びが掲載された。他人の業績まで巻き込んでPRしなければ研究費が取れないといった体質と、裏腹にある深刻な問題なのだ。実用第一主義の企業の研究所ではできないような地道でアカデミックな研究、流行とは無関係の独創的な基礎研究を生み出すための環境、それを実現する行政のあり方を検証していって欲しい。

この二カ月ほどの間にも、そうした検証を必要とする問題が多数報道された。保健や医療の問題に限っても、オランダの安楽死容認、メチシリン耐性黄色ブドウ球菌（MRSA）感染症の多発、多胎児の「減数手術」など重い問題が残された。いずれも事実の背景の方が重要である。医療が単に自然の治癒力を助けるというレベルから、積極的に生命機能に介入するという段階に入っているいま、このような問題は必然的に生じる。すぐには答えは出てこない重い問題である。

こうした問題に対して、古い常識に基づいた正論では対処できない。刻々と変化する社会、科学や技術の進歩、対立する意見を取り入れながら、単なる正論ではない、第三の目ともいうべき新聞のクリティカルな目が生きるところであろう。

そういう意味で、新聞はもっと「科学ジャーナリスト」とでもいうべき者を育てていかなければなるまい。政治や経済に関しては、当事者をはるかにしのぐ良識を持ったジャーナリストが登場する。それに対して、科学の行方を占うようなジャーナリストは日本では稀である。取材に訪れる記者の方も、失礼ながら一般には勉強不足だし、第三の目を持ったというような科学ジャーナリストにはまだお目にかかったことがない。

書評『ブラインド・ウォッチメーカー』R・ドーキンス

進化の秘密をさぐる

われわれは何故、ここにこうして存在しているのか、などというと、通俗的な存在論の始まりのように聞こえるが、それに対する生物学的な答えはすでに用意されている。いうまでもなく、ダーウィンの進化論である。われわれ人間のみならず、あらゆる生物の種が、神様のマスタープランによって創られたのではなく、目的のない偶発事象の蓄積と自然選択の結果として、ここにこうしてあることを疑うものはないであろう。しかし、ダーウィンの死後一〇〇年を経過した現在、進化論という比類のない科学思想を再検証し、進化の神秘を現代科学の根拠を通して眺め直そうという動きが再び盛んになった。

この本の著者リチャード・ドーキンスは、十八世紀の神学者ウイリアム・ペイレイの有名な論証から、読者を進化論の現場へつれてゆこうとする。

たとえば野原を歩いていて、ひとつの石を拾ったとしても、それはふしぎでも何でもない。しかし石ではなくて時計を拾ったとしたらどうであろうか。どうしてその時計はそこに落ちていたのか。その時計は、正確に時を刻むようにゼンマイや歯車が組み合わされている。明らかにそれを作った者がいるはずであり、そのデザインに従って時計は作られたはずである。

ペイレイは、この挿話をもとに、生命という美しい存在、ことに人間の眼球といった精緻を極めた存在を作りあげた見えざる手、すなわち、神の実在を論証しようとしたのだった。

それから五〇年あまり後、ダーウィンは全く別の結論に達した。眼をさえ含んだあらゆる生物体は、いかに目的にかなった形や機能を持っていたとしても、長い生物の歴史の中で起った目的のない変化の蓄積と、自然の選択の結果としてできあがったものである。すなわち、生物という時計よりもはるかに精巧な機械を作り出したのは、意志のない、すなわち、眼のみえない時計師《ウォッチメーカー》なのである。ドーキンスはこの本を通して、盲目の時計師がどのようにして現存するような高等生物を作り出すことができたのかをときあかそうとする。そう説明されたって神秘的であることをやめない生物の進化過程の現場検証をしようとするのである。

ナチュラリスト・ドーキンスは、精巧でかつ美しくデザインされた自然界の傑作、たとえば、闇の中で正確に虫をとらえ飛び廻ることのできる蝙蝠などの高級作品のできばえを検証しながら、私たちをふしぎに多彩な生物の世界につれこむ。このめくるめく多様性がどのようにして作られていったか、そして自然の選択の力がどのように働いて、現在の生物の世界を作りだしていったのか。

ここでドーキンスは、新しい実験を始める。コンピューターに最小限の部分法則を指示した上で、たった九個の遺伝子が複製のたびに一個ずつ変わり得る（突然変異）という条件下で、どのような形態形勢が可能かというシミュレーションモデルを作る。何時間も悪戦苦闘したあげくに、画面に映しだされた形態は、ドーキンス自身を驚愕させるものであった。すなわち、ありとあらゆる動物めいたものの影（シュールレアリストの呼ぶバイオモルフ）が次々に創り出されてゆくのである。動物の形態上の多様性は、最小限の部分法則さえあれば、変異と選択をもとにしてコンピューターで再現可能なのである。

その原則は、ダーウィンが早くも指摘しているように、進化というのは、著しく小さな変化の選択の積み重ねなのであって、はじめから大きな変化を一段階で選択することではないことに気づくのである。

コンピューターのおどろおどろしい世界から自然の生物界につれ戻されると、そこには進化をあとづける糸がみえてくる。マクロからミクロへ、DNAに記された記号をたどる。平易に説かれた遺伝子発現の議論や分子進化の学説、いささか通俗的ながら、生命の起源についての議論など現在の進化学説の基礎となる問題がていねいに解説されている。それをもとにして、ドーキンスは、さまざまな生物種の間の相互作用、調和のとれた共存と壮絶な戦いを通して成立する自然界の法則を見ようとする。

しかし、連続的な進化を介してなぜ種というものが確立したのか。なぜ断絶した種の間での移行がないのか、というような問題になってくると、ドーキンスの解説は必ずしも包括的ではない。そして、ダーウィニズムをつきつめて行ってつきあたった数々の現代的な問題点に対する反論なども、必ずしもパンチのきいたものではない。近年の分子進化に関する諸学説、反ダーウィニズム、新しいラマルク主義などについてのラジカルな議論も聞きたいところである。たとえば、免疫系のスーパー遺伝子族のような超絶した動きを持った遺伝子の進化などは格好の好戦的材料である。抗体遺伝子などは、ダリの溶けた時計のようなものであろうか。

かつてヨーロッパでベストセラーを誇った「利己的遺伝子《セルフィッシュ・ジーン》」の著者ドーキンスのこの本は、いささか毒性に欠けるとしても、進化論という比類のない科学思想を現代科学の光のもとで再検証した労作である。何よりも、ナチュラリストとしての著者の豊かな肉声が、生物学を考えることの喜びを語りかけてくれる。第一級の知性が語りかける言葉は、軽科学化した現代の分子生物学とはちがって、沢山の考える材料を提供してくれていると思う。

そもそもこれは……　山村雄一先生のこと

「いまは何をかつつむべき、われこの山に年を経し、大天狗とは我なり」。満山の櫻のもと、鞍馬の山奥にとり残された落魄の牛若丸に本心をあかした山伏。やがて本体を現わし、兵法の奥義を伝えましょうといって、峯をふみ雲をけたてて鞍馬の山奥僧正ヶ谷底に姿を消す。お能の「鞍馬天狗」前半の終り。私が愛してやまない劇的な幕切れである。

やがて大ベシという力強い囃子に乗って、一家眷属の小天狗どもを従えた堂々とした白髪の大天狗が現われる。その音楽はゆったりとしたラールゴなのに、見ている私たちには、マッハ2くらいの疾風迅雷の飛行《ひぎょう》のようにみえる。天狗倒しの風とともに牛若の前に立った大天狗は、天下平定の兵法の奥義と、仁義の道を教えるのである。優武兼備のお能の名作である。

この名場面を見るたびに、山村先生を思い出す。別に大先生を大天狗様に奉ってしまおうというわけではないが、私にとっては、まさに人生の奥義にふれることをしばしば伝授されたからである。たとえば、人事のことなどで、いよいよにっちもさっちもいかなくなって、鞍馬の牛若丸のような心細い気持で御相談をしたときも、御多忙の中なのに決して忘れることなく、あとでこれこれの処置はしておいたからとお電話を下さった。その御処置は、まことに機微を解した暖かい人間的なもので再び恐れ入った。私はこうして、いくたびとなく精神的に支えられ、また人心の奥義を教えられた。

一九八三年の国際免疫学会議を、先生といっしょに運営したのは、私の一生の思い出である。先生は細かいことに一切口を出さなかったが、すべては胸のうちにわかっておられた。私たち小天狗がわめき出すのを無言で押えて、あんな大成功の学会に持っていった。会も終りに近づき野外パーティーが果てた後、ポッカリと国際会議場の上に出た満月を眺めたとき、私の体にさわやかな風が吹き過ぎた。まさにここでも、先生は兵法の奥義を伝えることにやぶさかではなかった。

お能の謡の稽古で、「いまは何をかつつむべき」と謡い出すとき、私はいつも先生を思い出す。そうすると、謡がしっかりし、まさにその気持になる。

しかしそのあとで、お前はそもそも何者だ、ときかれたら、何と答えよう。山村先生なら何つつむことなく堂々と「そもそもこれは……」と現われ、兵法の奥義をあますところなく伝えられるのだが、私たち小天狗は、まだ自分が何者かわからない。

先生からの最近の御来信では、「さわやかな解放感と充実感を感じながら、相不変忙がしく暮しています」とある。私たちが、何者かになって、「そもそもこれは……」と名乗ることができるようになるまで、人智と機微の奥義を私たちに伝え続けて下さい。

全体をみることは創造につながる　生命科学の地平

一昨年［二〇〇一年］の五月に脳梗塞で倒れてから、完全に実学からは引退したので、かえって距離を置いて科学のことを考える機会に恵まれた。過ぎてみると長くもあり、短くもあった研究生活だったが、創造的な仕事をいくつしたかと問われれば、忸怩たる思いを禁じえない。

画家なら、九十歳を過ぎても創造的な仕事をし続けるピカソや鉄斎のような人がいるが、科学者では皆無である。物理学者や数学者ではせいぜい三十歳まで、生物学ではせめて四十前にヒットを打ったことのない人は、一生ホームランは打てないとあきらめたほうがよいだろう。最初に創造性を発揮できるのは、三十前であるのが普通である。その後は、「一創造の百盗作」と言われるように、自分の最初の創造を盗作して世を送るのが常である。

でなければ、研究費の配分を牛耳って悦に入る政治的ボスになるのが落ちである。大体創造的な仕事は、一生に一度か二度できたら幸いとしなければならぬ。六十歳過ぎたら、後進に道を開いて老害を残さぬことを心がけたほうがよい。

だから若いうちに創造的な仕事をしなければ終わりだ。そのためには何を心がければよいのか。そもそも生物学の研究で、創造性とは何だろうか。多少その疑問に答える材料ができたような気がするので、それを書こうと思う。

なぜ全体をみなければならないか

生物学の特質の一つは、興味の大本が生命という抽象的な全体に、どこかでつながっているという認識である。いかなるトリビアルな発見も、生命という全体のコンテキストに refer［参照］されなければならない。それは生物学特有の価値観でもある。応用できるかどうかは問題ではない。理解のしかたなのだ。小部分の研究が、小部分だけで完結しないのが生物学である。

それが最も顕著に現れているのは、免疫学であろう。たとえどんな小さな発見であろうと、自己と非自己の識別という、個体全体の生物学的行動様式にどうかかわるかに、底辺ではつながっている。すべての発見は全体の問題に refer される。免疫学のおもしろさが思弁的といわれる所以であろう。

生物学一般でも多かれ少なかれそうだ。例えば、ある不明な遺伝子のシークエンスが決定されたとする。化学的認識ではそれで研究目的は一応達成されたので満足するが、生物学ではそうはいかない。

まずその遺伝子が、生命というコンテキストの中で、どんな意味をもっているか、つまりその産物の機能と存在理由（レーゾンデートル）を知らなければ、研究は完結したとはいえない。もしそれが、もっと高次の生体機能との関係での意味があったなら、価値ははっきりするだろう。

その点で、生物学は化学や物理と違う論理を要求している。化学者はよく「わけがわかろうとわかるまいと、物をとったほうが勝ちだ」という。物、つまり物質の構造を突きとめれば、それでいいのだと考える。それも一つの考え方だが、生物学ではそれで満足したら終わりだ。物が決定されたらその意味、その機能を決める戦いがはじまる。物を取ったのは早かったが、働きと意味を発見したのは、別の人ということがよくある。物を取りながらも、ついにもっと大事なことを見逃したというケースはいくらでもある。

シグナル伝達の研究が盛んなころは、活性化した細胞内でリン酸化した微量のタンパク質を吊り上げるという研究が盛んに行われた。運のいい人を除いて、多くの人はこの小さな池で水に溺れた。ゴマンとあるリン酸化されるタンパク質の中で、意味のある物に出会うためには、全体、つまり生物学的コンテキストが必要だったのである。

だからまず遺伝子をノックアウトして、それから考えるという、運試しのような研究がはやったが、それは生物学の本筋ではないと思う。それが大成功しようと、私は本質的に二流だと思う。

遺伝子ノックアウトがはやっているが、実験で予測されるのは、常に三つの結果のみである。第一は、何も出ないこと。その場合は、他のノックアウトマウスと交配するなぞして、考えをはじめから構築しなおさねばならぬ。第二は、予想どおりの結果が出ること。それは高級なコンファメーション［確認］に過ぎないと思わなくてはならない。研究は出発点に戻る。第三は、全く予想しなかった結果が現れること。これは最もおもしろいが、当面の実験の目的とは違うから、はじめから考えを組み立てなおさなければならない。ノックアウトマウスの価値を否定するものではないが、生物学の論理を忘れると、陥りやすい陥穽もあるのだ。

私は若いころスタンフォード大学の、化学出身の有名な教授を怒らせたことがある。彼は長いことウサギの免疫グロブリンのアロタイプ〔IgG、IgEなどの型〕を決定する仕事をしていた。私は不遜にも、どうして今、アロタイプを決める実験が必要なのかとたずねた。

答えは「そこにアロタイプがあるから調べる」だった。アロタイプを決めておけばいつかは役に立つかもしれない。それが研究者の役割なのだと。路傍の石を拾うようにやっている研究に、若い私は疑問をもった。そんな研究は私はやらないといった。いかにも無礼な私の発言に、彼も色をなして怒った。

それから長い真剣な議論になった。研究室中の若いフェローたちが丸く囲んでそれを聞いていた。しかし結論が出るはずがない。彼は化学者としては正しいのだ。いくら路傍の石でも、事実は記載すべきだ。価値論などいらない。その証拠に、ウサギのアロタイプの詳細は、彼の発見として教科書にも載っているではないか。

でも私はそういう研究は二流だといった。若気の至りだが、今でも思っている。アロタイプが無意味だというわけではない。少なくとも生物学者にとっては優先順位が低いといっているのだ。生物学的にどんな意味があるのかという視点が欠けているからである。

生物の階層性

この哲学的な問題を考えるためには、生物の階層性ということを考えなければならない。自然の階層には、そんなものがあるだろうか。まず手っ取り早く生物としての人間を考えてみよう。人間は細胞からなっている。人間やその病気を理解するためには、細胞の性質を知らなければならない。人間のあらゆる生理、病理を細胞レベルで理解するのは、人の病気や生理機能を知るためには必須である。

どのようにして知るのであろうか。細胞機能を受けもつ分子の構造と機能を解明すること、そしてそれを操る遺伝子のしくみを理解することがまず必要であろう。その際には、分子機能に関与する活性酸素や Ca^{2+} などの元素の諸性質にまで還元されるものもある。生物学ではそのレベルまでだが、ほかの科学では原子、素粒子etc.と、もっと階層が低いものに還元してものを考える。

こうして階層をより低いものに還元することによって、上の階層の現象を説明するというのが近代科学の方法である。もっと上の階層には、社会、行動、歴史などの社会科学の対象があり、人間の情動、思考、芸術など人文科学の対象となる問題が控える。別の捉え方をすれば、さらに地球、宇宙、大宇宙というような階層の広がりを考えてもいいだろう。

しかし、下の階層に還元しただけでは、ものを科学的に理解したことにはならない。例えば細胞をどんなに微細な分子に還元しても、細胞の意味はわからない。つまり細胞は分子の機能の単純な総和ではない。細胞になってはじめて現れる機能があるのだ。上の階層は、下の階層のルールに拘束されてはいるが、新しい固有のルールをもっているのだ。したがって下の階層に、いくら微細に還元しても上の階層のルールはわからない。

その間にゲノムという階層を挟んでみてもよい。遺伝子の構造をいくら解析してみても、ゲノムの安定性や完結性は理解できないだろうし、遺伝子の発現の調節などの、ゲノムレベルでの問題には近づけない。

つまり上の階層の事象には、下の階層にはない新しいルールが生じている。還元主義では、この新しいルールは理解できない。下の階層に還元しただけでは、科学的な認識とはいえないのである。ゲノム解析という labor［作業］が終わって、その後は何かというと、遺伝子にはないゲノムという階層でのルールを突き止めることである。それは遺伝子レベルのルールに拘束されてはいるが、遺伝子と同じ方法論では解明できない。ゲノムのレベルでのルールである。

このように階層や境界を越えた全体を考えると、実験の論理を明確にすることができる。一時期、脳の海馬における記憶形成に関する遺伝子が話題をよんだ。ある遺伝子をノックアウトすると、記憶が形成されなくなる。するとこの遺伝子は、「記憶の遺伝子」として喧伝された。

それが論理的に誤りであることは明らかであろう。確かにこの遺伝子の発現は、記憶の形成を含む細胞内情報伝達に必須であろう。でもそれは、記憶以外の脳細胞、あるいはもっと広く一群の細胞の活動に必要な分子である可能性がある。そのような一般的な細胞機能をつかさどる遺伝子であったとすれば、「記憶の遺伝子」という結論は間違っている。単に特定の細胞機能に必要条件をみていたに過ぎないのだ。上位の階層における記憶は別のルールによっている。記憶は、そのジェネラルな分子を下位の階層で必要としていたに過ぎない。

このように、全体をみないで実験していると足を踏み誤る心配がある。生物学は溺れやすい池なのだ。

創造性について

科学における創造性が重要と言われている。しかし、それは無から有を生ずるようなことなのであろうか。私はこう思う。それは階層や境界を越えた真理の発見、つまり階層、境界間の臨界条件を、事実によって解決することだと思う。

これは社会科学者の鶴見和子さんに教えられたことであるが、アメリカの心理学者、哲学者、アリエティ（Silvano Arieti）によれば、創造性とは「これまで結びつかないと考えられていた事物を、結びつけることに成功したこと」を言う。ここで成功といっているのは、芸術ならひとを感動させること、科学ならその理論や発見がほかの科学者の仕事に役立つ、またはそれを変化させることを言う。まさに境界と階層を越える真実である。

抽象的な議論をやめて、思いつくままに、二〜三の例をあげてみよう。いずれもよく知られた仕事である。

TGF—βは、形質転換増殖因子や炎症性サイトカインとして固定されていた。それだけでは数あるサイトカインの一つでおもしろいわけではないが、TGF—βのファミリーに属するアクチビンが、シュペーマンが発見したオルガナイザーとして働いていることが、浅島誠氏によって発見されてから、俄然話はおもしろくなった。しかもアクチビンは、卵胞刺激ホルモン（FSH）分泌の調節物質として知られていたものだ。内分泌、免疫、サイトカイン、個体発生と、階層や境界を越える発見だったから、皆が感動したのだ。

やがてTGF—βそのものも、発生での背腹軸決定に働くことが発見され、細胞の階層の増殖制御や炎症とは違った、個体発生のレベルでの新しい働きがあることがわかった。

浅島氏の発見は、普段は結びつかないホルモン、炎症性メディエーター、個体の形態形成という階層の異なった事象を感動的に結びつけ、この領域の研究者の概念を一変させたもので、創造性は疑いない。その後のシグナル伝達の細部の研究より、この一番はじめの発見が、より強い光を放っていると思う。「一創造、後はその盗作の繰り返し」と言った大野乾先生の言葉を思い出す。

同じように、広い意味でのサイトカインに属するBMPやFGFも、細胞レベルでの増殖制御のほかに、背腹軸の決定や肢芽形成など、個体発生のグロッスなプログラムにかかわっている。サイトカイン様物質の階層を越えた機能を研究すれば、階層と境界を越える条件が解明されることになるだろう。

もう一つは、遺伝子の構造上の特徴からアイデンティファイされたものが、予想されなかった機能をもっている場合である。たとえば、ホメオティック遺伝子の予測を越えた働きがある。ショウジョウバエで発見された*Pax6*は、単眼であれ複眼であれ、目の発生のマスター・ジーンとして種を超えて制御している。それが人の小眼球症の遺伝子やマウスの*small eye* geneであったことは、一つの転写因子が、種や臓器という階層を越えた全体の発生に直接にかかわることを劇的に示した。最近の研究によれば、免疫を抑制する制御性T細胞（Regulatory T cell）の運命決定も、ショウジョウバエの末端形成を支配するHN3という転写因子から同定された遺伝子のHoxP3だという。単なる転写因子が、異なった領域と階層で異なった働きを現すことは感動的である。ことに樹状細胞の抗原提示能との関連も含めて、免疫システムの構築に関する重要な発見である。

幹細胞の研究では、はじめの分化が何を契機に起こるか、増殖と分化の決定因子などが、興味をもたれている。それは階層を変えれば、個体発生の初期に起こった運命決定の事件と等価である。ショウジョウバエの神経系の発生の一番はじめに出現するNotchとDelta遺伝子産物の間で起こる側方抑制（lateral inhibition）に相当する事件が、造血幹細胞でも中胚葉性幹細胞でもみられるのではないかと考えている。ランダムの中から秩序がつくり出される初期原理は、そんな引き金がないと説明できない。特に分化する細胞があるのに対して、分化しないで、そのまま増殖し続ける幹細胞が残るのはなぜか、いまだにわからない。

スーパーシステム

図は両生類の個体発生とヒトの造血性細胞の発生という階層の違った問題を、ラフに引き比べたものである。階層は違うが、両者には多くの符合があることに注意したい。

まず、それ自身では何物でもない受精卵と幹細胞が、単純な「自己複製」をしている

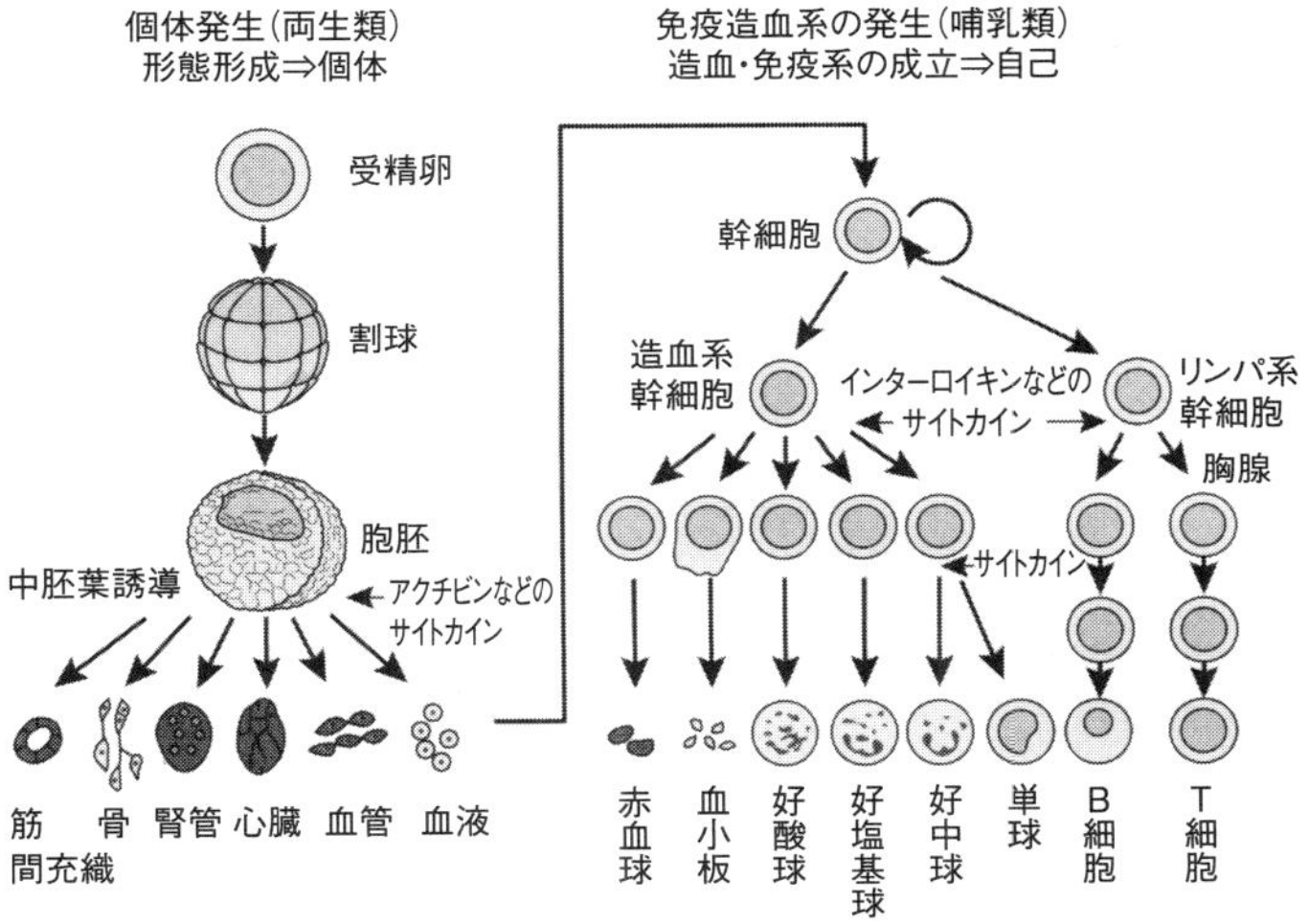

図　両生類の個体発生とヒト造血系細胞の発生
個体発生と免疫造血系の発生には、階層を越えたアナロジーがある。幹細胞の自己複製にはじまり、自己多様化、自己組織化をへた自己の成立過程がある。そこには共通の細胞間の情報伝達のプリンシプルが使われている。ほかにも間葉性幹細胞から骨軟骨細胞や筋肉が発生するのも、神経系幹細胞から多様な脳神経細胞やグリア系細胞群が生まれるのも、同じやり方である。そのように自己複製にはじまり、自己言及しながら多様化し、自己をつくってゆくシステムをスーパーシステムという。それぞれのスーパーシステムは、個体というより大きなスーパーシステムの中に入れ子のように入っている。そこには生命の普遍的なルールがみて取れる。

うちに、おかれた場に応じて（Notch－Deltaの関係のようなeventを通して）運命の決定が起こり、多様化が起こる。後はマスター・ジーンを含む転写因子群の逐次的活性化によるが、それぞれの段階で多様なサイトカインによる複雑な細胞間の相互調節が起こり、「自己生成的」に進むのが特徴である。

もう一つ両者に境界を越えて共通のことは、サイトカインなどの外部からの刺激が、分化、増殖などの細胞の行為の発現に転換（transduce）されるとき、外部情報は必ず大本にある遺伝子情報にrefer［参照］されていることである。つまり外部情報は内部情報に転換され、固有の形質として現れることである。

したがって生物は、遺伝子を単にdictate［指令］するだけの閉鎖系でなく、また外部の情報にのみ依存する開放系でもない。開放性を利用して、内部の情報発現を変革しつつ、形質をつくってゆくのである。この場合、成立するのは自由度がある程度存在するが、常に遺伝的な内部情報に拘束されたシステムである。「自己言及的システム」といっていい。私はこれをスーパーシステムとよぶ。

システムとは、多様な要素を組合わせて、ある目的の行為を行わせるものだが、スーパーシステムは要素そのものを「自己生成」し、「自己多様化」する。しかもそれらを

「自己組織化」する性質ももっている。さらに目的まで自ら決定する（自己目的化）。生命はスーパーシステムの代表である。

キーワードは「自己」である。生命にとって、「自己」とは何かという問題に直面する。ゲノムはどう「自己」を規定しているのか。私は、これから生命における「自己」とは何か、それを生成している原理は何かを考えていきたいと思っている。「自己」は生物の全体と部分をつなぐ結節点だと思う。体で稼ぐことはできなくても、考えて創造することはできるはずである。

小林秀雄の読み方　若き読者のために

人はいろいろな形で小林秀雄に出会う。一番多いのは、「批評の神様」から「神の声」を聞くために彼の著書を繙くケースだろう。困難な世界を理解するために、神様といわれた思想家、哲学者としての、小林秀雄の声に耳を傾けることが多いだろう。

しかしそれが本当に小林秀雄の思想を理解することになるとは思わない。彼に近づくためには、もっと虚心に彼の書を読むことが必要だ。

私は以前に「僕らの『アンクル』小林秀雄」という文章を書いたことがある（『小林秀雄全作品』別巻3／新潮社）。青年時代に、彼の全集を古本屋で見つけ、その一冊『無常といふ事』を手垢まみれになるほど読んだ。もちろん大学に入ったばかりの私に、全部理解できたわけではない。学生運動が盛んなころで、若者はマルクス・レーニン主義にかぶれていた。私のような懐疑派はいつも踏み潰されて、面罵されて悔しがっていた。

そんな時小林秀雄は、遠くに住む何でも理解してくれる伯父さんみたいに、頼りになる味方だった。私に教条主義に陥る愚を戒め、自分の感性で物を考えることを教えてくれた。いわば、共産主義のドグマから身を護る、お守りのような役割を果たした。アンクルは、私の思想的貞操を守ってくれた恩人である。

これもひとつの読み方かもしれないが、もっと気楽に小林に接する読み方もあるだろう。たとえば彼を親しい友人にしてしまうのである。今全集の原典を当たることはできないが思い出すことを二、三記してみよう。

友達小林秀雄は、時々ぶらりとやってきてはいろんな話をして帰ってゆく。ある時は文学や思想について真剣に議論する。全集か選集、古本屋ではぐれ本を買ってきてもいい。積読でも心の支えになる。

いわゆる文芸批評では、小林は洋の東西を問わず同じ基準で定点観測してくる。文学作品も哲学も、短刀で突き刺すような文章で批評する。

君が文学青年なら、一度はランボーの詩の魔力にひきつけられるだろう。そして流星のように現れて消えていったこの天才を、めくるめく思いで眺め、当惑するだろう。

そんな時小林の「ランボオ」を読めば、彼がこの蕩児に君と同じように当惑しながら出会い、自ら翻訳までして入れあげて、やがて別れて行ったいきさつを知るであろう。本物を読んで感動する力がどんなものかを教えられるだろう。

また音楽喫茶に誘っては、モーツァルトを聞きながら、これがトリステッセ・アランテ（素早い悲しさ）だよと、「モオツァルト」の音楽に流れる、涙なんかついてゆけない悲哀を指摘してくれる。

それも彼の乱脈な放浪時代のある冬の夜、大阪の道頓堀をうろついていた時、突然「モオツァルト」のト短調の交響曲が耳の中で鳴り出したという体験から、話し出されるのだから、こちらも耳を傾けないわけには行かない。こうして彼の話は、「モオツァルト」という天才に潜む美の本質に迫る。現実にこんな友達がいたら、きっと親友になってしまうだろう。

美術館では、ゴッホ、ルオー、鉄斎、いずれも小林自身の目玉で見た体験が語られる。でも解説なんてしてくれない。彼の感動を彼の実体験を通して語ってくれるだけだ。時には骨董について、失敗談を明かし、それにはまった恐ろしさを通じて、物事の真贋を見極める眼の重大さを教えてくれる。

私は若いころ、デカルトの「方法序説」について小林が、「デカルトの自伝である」と言っているのを読んで、頭をぶったたかれた気がしたのを覚えている。デカルトはそこで有名な「我思う、ゆえに我あり（コギト・エルゴ・スム）」という結論に至る過程を書いている。小林はこの本にデカルト自身の「我」の発見の歴史を読んだ。ちなみに私はデカルトの原典を通読していない。

小林はコギトの解釈をするより、「方法序説」を成り立たせたデカルトという人間の歴史を見なさいと教えたのである。同じ目がポール・バレリーの「テスト氏」という、いわば悟性の怪物にも注がれている。「テスト氏」はある時の小林秀雄自身でもあった。

もうひとつ、「無常といふ事」に代表される日本人と日本文化の底を流れる思想についての一連の論考がある。これらの文章が太平洋戦争たけなわの一九四二（昭和十七）年から一九四三（昭和十八）年にかけて書かれた。血なまぐさい戦争の背後で、腕を組みながら日本の行く末を案じて、実朝の「紅《くれない》のちしほのまふり山のはに日の入る時の空にぞありける」と、物狂おしい悲しみに目を空に向けている人間は、実朝に身を変じた小林であった。そこに歴史を身にひきつけて案じている小林の目を私は見る。

小林と友達になると、小林の友達にも出会うことができる。近代日本の最も魅力的な詩人、富永太郎、中原中也との無頼の交友があるが、そこに彼らの文学を支えた長谷川泰子とか睦子などの個性ある女性が絡んで、にわかに面白くなる。その友情は抜き差しならない破滅と死をはらんで心を打つ。もちろんその交友の中には青山二郎や白洲正子の顔も交じる。こうした交流を通して、近代日本文学の豊かな流れが見えてくる。

批評というのは所詮自分を語ることだと言った小林は、晩年それを突き詰めて「批評とは無私を得る道」だとも言った。それが正確にどういう意味か私にはわからない。いろんな解釈はあるが、今はそのままにしておく。

彼が晩年全精力を傾けて丁寧に素読したのは本居宣長の著作である。小林は宣長と向かい合って、自ら信じられるまで火花の散るようなバトルをした。それが『本居宣長』という大著になった。学問とはこういうものだと宣言したような書物である。そこには「私」というものは無くなっていた。彼は解釈など拒絶して、ただ宣長の言葉を引きそのクリティカルな読み方を語っているのだ。こうして彼は「無私」というものを得たのかもしれない。

小林の文章は難解だと言われるが、私はそう思ったことはない。彼は論を成立させる文を必死で重んじた。論だけを読んで解釈しようとすることを退けた。文学作品として謙虚に読めば、文が語ってくれる。彼の批評は感性で読み次がれる作品なのだ。難しければ読み飛ばして読めばいい。それでも心に残るのが文学である。

祝辞　新川和江さんへ

第三七回歴程賞受賞によせて

私は、免疫学という生命科学を研究している者でありますから、こんなところに現れるのは場違いかもしれませんけれども、私は新川さんと同じ郷里で育ったので、新川さんの文学少女時代、つまり新川さんのルーツについて、多少なりとも知っています。そんな古い友人として今日はお喜びの言葉を申し上げたいと思ってまいりました。

今から五十年ぐらい前のところまで私の記憶の頁《ページ》がはたはたとめくれますと、終戦直後の田舎の町に一人の文学少女が座っております。茨城県の結城という町はずれの小さな集落の、周りを田圃に囲まれたようなところで、ひたむきに詩を書いている、そういう新川さんの姿です。

結城というところは、名産の結城紬で有名ですけれども、そのほかには何ひとつ特別なものがあるというわけではありません。ただ、広々とした田圃の上を渡る風や、それから近くに鬼怒川という川があって、その向こうには筑波山が見える、そういう北関東の田舎町です。新川さんの詩の中に、手紡ぎの糸のように、言葉を紡いでいく姿があるとしたら、そしてまた、川の上を渡る風のような響きがあるとしたら、それから土と水の入り交じった豊かな香りのようなものがあるとしたら、それは私たちが育った結城という小さな田舎町で、彼女が吸収したものだと私は思います。

その頃は、まだ終戦直後でありました。隣り町の下館という所に、西条八十さんが疎開しておられまして、新川さんは、西条八十さんに私淑し、彼に師事して、詩の世界に入っていったのだと思います。私が記憶いたしますのは、気難しい詩人に献身的に仕えて、そこから詩のエッセンスを学びとろうとした、あまり目立たない、白い粗末なブラウスを着た少女の姿です。

私はそういう野の花のような文学少女の姿を盗み見ながら、私自身も詩のようなものを書いていたのですが、新川さんはやがて東京に出られて、〈プレイアド〉という詩の雑誌に参加されました。頭でっかちの文学少年だった私も、そこに寄稿させていただいたことがございます。いまから思うと恥ずかしいことです。私自身はその後、今年朔太郎賞をとられた安藤元雄さんや、この間亡くなられた江藤淳さんなどと一緒に、別の詩の雑誌〈ピュルテ〉という雑誌を発刊し、新川さんとはだんだん離れてしまったのですが、それでもやはり横目でいつも新川さんの詩を、盗み見ていたように思っております。

今回受賞の対象になりました『はたはたと頁《ページ》がめくれ……』を見ますと、そこにはかつての文学少女ではなくて、まさに成熟しきった一人の等身大の女性の姿が座っています。しかしもっとよく眺めますと、その女性の奥底に、ちょうど入れ子のように、あの当時のひたむきに詩の言葉を紡いでいた、文学少女新川さんの姿が見えてまいります。それがこの豊かさを支えているのです。

では、成熟の先に何があるのかというと、新川さんといえども、きっと『卒塔婆小町』や『関寺小町』の世界に入っていくことになると思います。『関寺小町』になっても、その中には入れ子のように、手で言葉を紡いでいる少女の姿が必ずあると思います。そういう若さと老いが同時に表現されていることがこのお能が名作である理由だと思います。私は、これから新川さんが、たとえ関寺小町になっても、卒塔婆小町になっても、その中にはきっと、田舎の片隅で詩を紡いでいた瑞々しい文学少女の姿が残っていることを期待いたします。
今日はまことにおめでとうございました。

『夕鶴』が飛び去った後

DENの「生みの母」渡辺紀子さんを悼む

渡辺紀子さんが四月十三日に亡くなった。

文字通りこの雑誌、DENの「生みの母」だった。訃報は紀子さんが亡くなって、密葬がすんでから聞いた。ご夫君の竹下さんからの悲痛なメールに私は絶句した。

乳癌の骨転移で想像を絶した痛みと闘っていたにもかかわらず、DENの企画についてこまごまと相談をしてきた。私は気遣いつつも、つい励ましてしまう。もうそのころは励ましなんぞ通用しなかったはずだ。きっと、か弱い体に鞭打ってしまったと、今になって悔やまれる。救われたのは私のほうで、彼女はどんなに痛くても「今日は放射線も終わったので、幾分食欲も出たようです」などと私を安堵させた。

私は介護度4の障害を持つ身なので、お見舞いに行くことが出来なかった。最後にお会いしたのは、昨年の九月の末のことだった。紀子さんは車椅子を竹下さんに押され、写真家の森田拾史郎さんに伴われて、本郷の私の家まで来てくれた。癌の末期にもかかわらず、げっそりと痩せることもなく、ワインが回ると紀子さんはいつものように華やいだ。むしろ心に安らぎをもって、わたしたちに接しているように見えた。

後で竹下さんから、電車を乗り継いで本郷まで来るのは、そのころではもう「大変だった」と聞かされた。そうとも知らず、元気そうな姿を見て、私はこれなら大丈夫と安堵の胸をなでおろした。そのとき来てくれたおかげで、紀子さんがなくなった後も、彼女が「痩女」にはならず、「増」のようなすがすがしい面差しで私の記憶に残ったのだった。

そのとき書きかけていた「中原中也の死者の目」というエッセイが、別冊『太陽』の『中原中也』に載ったので、お送りしたところ、数日たって竹下さんから思いもかけないメールをいただいたのだ。「メールありがとうございました。『太陽』も届きました。渡辺も喜んでいました。けれども、それから容態が急変して、意識も薄れてしまい、本当に急なことでしたが、十三日の午後に亡くなりました。『太陽』の中から先生のお書きになったものを探して読んだのが、『読む』ことが出来た最後でした。」

私は慟哭した。私が中原の死を悼んで綴った文章を、末期の紀子さんの目がなぞってくれたとは。

紀子さんは二月には乳癌が頭蓋骨に転移して、一時はものが二重に見えると言った。『『二人静』状態です」と書いてきた。読むのもままならなかったはずだ。そんな身でDENの編集だけは休むことはなかった。竹下さんが代わりになったとしても、DENは紀子さんの目を通って順調に発行されていた。

それから紀子さんの手紙は来なかった。妻とどうしているだろうかと噂していたが、話は沈みがちだった。そこにもたらされた訃報だった。

私が渡辺紀子さんと初めて会ったのは、DENが創刊される前、森田写真家に連れられて、創刊号の原稿依頼に来訪されたのがはじめだった。相談後、お定まりの酒盛りになって、彼女がなかなかの酒の通だということに気づいた。飲むほどに酔うほどに、談論風発、私は彼女に、「八岐大蛇」から「やまたさん」というあだ名を献上した。妻に「今日は、やまたさんが来るから山形の酒をあけよう」などと、来るのを楽しみにしていた。

彼女はなんと言っても、能を含む日本の伝統芸能を愛していた。またそこに携わる人々を素直に敬愛した。「DEN」を支えたのは、彼女の伝統芸能に対する、無償の愛であった。主義主張などではない。

それがこの雑誌を誰にでも読みやすい、いとしいものにした。資金の面でもどんなに苦しかったかと思うが、彼女の愛が存続させた。彼女を「生みの母」と呼んだ理由だ。

そのうちに私は脳梗塞で長い入院となった。つらい入院中、紀子さんとDENがどんなに慰めになったことか。

最初に外泊を許された新年には、まだものが食べられなかった私に美しい御節のお重を持ってきてくれた。私はポロポロ涙を流しながら御節を祝った。

それからも「やまたさん」は私の寓居に現れては、いいワインを飲む機会を作ってくれた。妻に代わって、車椅子を押して能楽堂に連れて行ってくれたこともある。簡単には外出できない私に、能の情報をそっと教えてくれる役目も持ってくれた。

私が前立腺の癌に冒されていることがわかったとき、紀子さんは初めて、彼女も癌と闘っていることを打ち明けた。お互いに「癌持ち」、いつまで生きるかわからないが、支えあっていこうというのが二人の合意であった。

彼女はなかなかに人使いが荒かった。分けても私は、いつの間にか原稿を引き受けさせられて苦しんだことも一度ならずあった。私は紀子さんの言うことには、絶対服従であった。ひざ詰めで書かされた『あらすじで読む名作能50』（世界文化社）は、彼女の情熱が生み出したもうひとつの記念碑である。紀子さんは、『夕鶴』のように体をすりへらし、DENの延長に、素敵な記念すべき本を私たちに残した。

だいぶ年上の私がこうして生き延びて、花も実もある紀子さんが先に逝ったのは無常というほかないが、『夕鶴』が飛び去った空には、彼女が愛した能がある。私は彼女と一緒に、これからも、能を見ることだろう。

残されたものには、彼女の遺志であるDENを、何とかして続け、成長させる義務がある。竹下さんが守るDENに、『夕鶴』のようだった生みの母を重ね守り立ててゆくことが、紀子さんへの何よりの供養となると思う。合掌。

書評　『遺言　斃《たお》れてのち元《はじ》まる』鶴見和子

社会学者の故鶴見和子さんは、一九九五年の十二月に脳出血で左半身不随となった。その後リハビリを続けながら、十一年間旺盛な執筆活動を続けたが、二〇〇六年七月三十一日に惜しくも帰らぬ人となった。

この本は、最晩年の、ことに死を前にした数年間を中心に、彼女の創造的生き様と、旺盛な知的活動を記録したものである。遺言など改めて書くことはなかった彼女が、文字通り言い残したかったことが行間に漂って、思わず襟を正して読む本となっている。ひとりの類まれな人間の生き様、死に様を、これほどまでに生々しく見せつけた書物は珍しい。

この本は「Ⅰ　遺言」「Ⅱ　最終講演」「Ⅲ　思想」「Ⅳ　時論」の四つの章からなっ

ており、その間に田中優子氏や緒方貞子氏との闊達な対談やインタビューの記録がちりばめられている。

まず心して読みたいのは、最初の「I 遺言」の章である。この章は、寝たきりを覚悟された二〇〇六年の五月三十一日から、七月三十一日の死の瞬間までの丸二カ月を、妹の内山章子さんが淡々と記録した「姉・鶴見和子の病床日誌」である。

そこには自分の体の中で、死が刻々と成熟していくのを、最後まで「新しい体験」と凝視している透徹した鶴見和子のまなざしが、巧まない記述の中にある。

たとえば、死の六日前の夕刻のことである。

弟の俊輔氏の見舞いを受けた鶴見さんは、「死ぬというのは面白い体験ね。こんなの初めてだワ。こんな経験するとは思わなかった。人生って面白いことが一杯あるのね。こんなに長く生きてもまだ知らないことがあるなんて面白い!! 驚いた!!」というと、俊輔氏は、「人生は驚きだ!!」と答え、姉は「驚いた!! 面白い!!」といっては、二人でげらげら笑っていたと述べられている。

人が生きるか死ぬかというときに、こんなに明るく笑っていることができるものだろうかと、章子さんは書いている。

実際このときは、すでに腹水が溜まり、点滴の針は血管に入らなくなっていた。大量の下血があって「大腸癌が破れたのだとしたら、……今夜あたり……」と告げられた直後のことであった。

翌日から、病状が急速に悪くなり、鶴見さんの痛みに対する戦いが始まる。「自分の死、葬儀をはっきり意識しながらも、痛みや病に負けるどころか、ひるみもしない。大きな声で文句をいい、叱りつける。」と記載されている。「たとえ肉体に終わりは来たとしても、彼女は死を乗り越えて、自然に帰っていくのだろうと思った」

これは、章子さんの娘たち、鶴見さんの姪たちの証言である。

そして七月三十一日、「Thank you much!」「いやなこと終わりました」と淡々として息を引き取ったという。私たちはこの偉大なる人の涅槃に、こうして立ち会うのである。最後まで病に立ち向かった人の今際《いまわ》の日々の言葉を、章子さんは巧まずに綴っているだけだが、私たちはその痛苦の時間の長さに耐えられず、思わずページを手繰ってしまう。

みんな断片的だが、こんなコンテキストの中では、ぐさりと来る言葉たちだ。

そんな日々の、自分の死を見つめた歌がそこここで光を放っている。

「もう死にたい　まだ死ねない　山茱萸《さんしゅゆ》の緑の青葉　朝の日に揺れているなり」

「生命細くほそくなりゆく　境涯にいよよ燃え立つ炎ひとすじ」

「この世に思いを残して死ぬと、化けて出るという言い伝えがある。わたしは幽霊にも化けものにもなりたくない」と「言いたい放題」をぶつけた最後の九つのエッセイ群が「Ⅳ　時論」である。藤原書店刊の総合雑誌「環」に連載されたものだ。

二〇〇四年は、その前年からのアメリカのイラク攻撃に象徴される、世界を挙げての戦争への傾斜の時期であった。

日本でも、アメリカの戦争論理への盲従、日の丸、君が代の強制、憲法改正、教育基本法改正と、心騒ぐ問題が続出した。

それに対して鶴見さんは、気象の定点観測のような、ゆるぎない発言をしている。

小泉前首相の靖国参拝に対する手厳しい批判、イラクで人質になった人に浴びせられた「反日的分子」という言葉に、戦争中に「非国民」と罵られた苦い思い出が重なる。

それを強靱な反骨精神で一刀両断にしている。

この批判精神のルーツには、祖父・後藤新平から受け継いだリベラリズムの精神が、脈々と受け継がれていることがわかる。実際そこここに、あまり知られていない鶴見和子の生い立ちが語られ、緩やかで不動の「自由」と「デモクラシー」の根源が、幼いころの家庭や学校の教育によって培われたものであることがわかる。

最近の強制的な「愛国心」教育とは、どんなにかけ離れたものだったかを思い知らされる。鶴見和子のルーツには、強固な大正デモクラシーの血筋があった。

この本には「カイロのお金——後藤新平のアジア経論」というおまけがついている。祖父・後藤新平の思い出である。彼が死を決してロシアに旅立つ前、九歳の幼い和子ら家族全員に「カイロのお金　新平」と書いた袋を渡されたという話だ。カイロとは何か、そしてこのロシア行きが、日本の外交史上どんな意味を持ったかは、本書を読むと明かされる。

山姥の化身

「鶴見和子さんを偲ぶ会」にて

私は、鶴見和子さんとは、生前一度も直接には会ったことがありません。往復書簡集『邂逅』のために、一年余りお手紙でお付き合いをいただいただけの縁です。でもその一年間、私は彼女と心にしみる交際をしたと思っています。白洲正子さんも、私を、最後のボーイフレンドといってくれましたが、鶴見さんも、私の最後のガールフレンドとして、ときめきのような思いをもってお付き合いしました。

鶴見さんが、そのころ読んだ歌に、

山廻り八年《やとせ》をけみしいみじくもよき邂逅に心ときめく

というのがあります。足引きの山姥の、ちょっと艶めいた歌と思いませんか。

言葉がしゃべれない私に、彼女はテープに吹き込んだ声のお便りでした。藤原書店を介して、テープが届くのを、胸をときめかして、待ったものでした。

鶴見さんは、お元気なときは、しっかりと腹筋をつかった声で語りかけてきました。一字の訂正も必要としない、明確な論旨でした。まだ発作から一年足らずの、新米の障害者であった私に、八年あまりも半身不随の生活を送ってきた鶴見さんは、あるときは叱咤して励ましてくれ、またあるときは自分の経験を通して慰めてくれました。議論はあいまいさをゆるさない、学問の一筋に連なっていると思いました。

そのころ鶴見さんは、大腿骨の骨折を経験され、ご不自由が続いていました。お声にも元気がないときがありましたが、一言も不満を言わず、真剣に対話に応じてくれました。

それが、病苦を負った身にとって、どんなに苦しかったかは、いま病気が進行して、歩けなくなった私には、痛いほどよくわかります。

「よし足引きの山姥が、山廻りするぞ苦しき」と、謡曲の山姥には、歌われていますが、あの体であの超人的な活動をすることが、どんなに苦しかったかは、障害を負ったものでなければわかりません。

それを小泉医療改革は冷酷にもみすててしまったのです。大事なリハビリが制限されてしまったのです。急速に機能が落ちて、起き上がれなくなったのです。私も今それと戦う運動をしています。

鶴見さんの最後のエッセイ「老人リハビリテーションの意味」(『環』二六号)には、こう述べられています。

　戦争が起これば、老人は邪魔者である。だから、老人を寝たきりにして、早く死ねというのが主目標なのではないだろうか。

私は涙を抑えることが出来ませんでした。でも、これに続いて彼女はこういっています。

　老いも若きも、天寿をまっとうできる社会が、平和な社会である。生きぬくことが、平和につながる。この老人医療改定は、老人に対する死刑宣告のようなものだと、私は考えている。

と、終わっています。

これを読んで、私は何か、啓示のようなものを感じました。老人も、障害者も、何とかして、生き延びることこそ、平和な社会を護ることだと、エコロジーの精霊、山姥の化身、鶴見和子が、力強くささやいているようで、背中をドンと押されたように思いました。

山姥は、輪廻を離れぬ存在として、こうして、いつでも身近に現われて、啓示を与えてくれるものだと、懐かしく思い出していたものです。

お聞き苦しい電子音で、蕪辞を並べました。

御霊の安からんことを祈ります。有難うございました。

「私の訴状」 新たな負担を強いる「姨捨《おばす》て政策」の背景

後期高齢者医療制度が長寿医療制度に呼びかえられると聞いて、私は怒りに身が震えました。この制度が高齢者の医療を著しく制限し、新たな個人負担を強いる「姨捨山《おばすて》」政策であることは明らかです。それを聞こえのいい「長寿」という言葉でくるんで、有無を言わせず飲み込ませようという魂胆が見えたからです。年寄りと障害者の命を年齢によって差別するという本心が、この制度には現れていたのですから。

制度の背景には、小泉内閣の下で行われた強引な医療費削減がありました。経済財政諮問会議の言うままに、社会保障費を毎年二千二百億円ずつ削っていったのです。先進医療が発達し、高齢化が進むと、当然自然増があるはずなのに、逆に強引に削っていったのです。

先進諸国ではもともと低水準にあった医療費が、足りなくなるのは当然の成り行きです。二〇〇六年には医療改革法が成立し、二〇一一年までに、医療福祉分野で一兆七千億円も圧縮することが決まりました。そのしわ寄せが、まず高齢の患者、障害者にかぶさっていったのです。その現れのひとつが、〇六年から実施された、リハビリの日数制限です。治ろうと努力している患者に、無駄だから止めろという残酷な制度です。

僻地や救急の医者不足や、少子化というのに産科や小児科は閉鎖という診療体制では、いくら子供を産めといっても、安心して産むことはできません。こうした医者不足も、医療費を適正に支出しなかった政策の責任です。医師も病院も実際は困っていたのです。これも医療費の無理な抑制の結果起こったのです。

こうした政策は、アメリカ直輸入の経済優先の競争至上主義、市場原理主義を鵜呑みにした経済財政諮問会議の結果決まったものです。アメリカでは、自己責任の思想が強く、公的な医療保険は著しく限られたものです。お金のある人は民間の医療保険に入っていますが、お金のない人は救急車で運ばれても医療を受けることはできません。よしんば治療を受けられても、目の玉の飛び出るほど高い医療費を突きつけられ、払えないために自己破産に追い込まれるケースが続出しています。競争の原理が医療にまで侵入し、人間の命までお金で計る事態が起こったのです。

小泉内閣の押し進めた規制緩和は、まさにアメリカ式の競争原理を、日本社会にも導入したのです。中でも保険業の大幅な規制緩和が行われ、「何歳でも入れます」という謳い文句の外資系の医療保険が急激に伸びました。

公的医療保険はこれ以上カバーしませんから、民間の保険を利用しなさいという、アメリカ式の自己責任を押し付けようとするのです。これでは世界がうらやむ国民皆保険はおしまいです。このあたりで国は病根に気づき、政策を転換しないと、この国は危ない。

格差社会の歪みがこれに重なり、医療問題は収拾不可能な社会問題化したのが現状です。高齢者の医療費が足りなくなるのは、こんな政策では当然の結果です。それを高齢者の自己責任で解決しろと、負担を強制するのは誤りです。

もうひとつ見逃せないことがあります。障害者は健常者より十年も早く、六十五歳から、後期高齢者医療制度になかば強制的に組み入れられます。

これが憲法で禁じられた障害者の差別にならないのでしょうか。福田首相は「良い制度なので、よく高齢者の方に説明したい」と語っていますが、どこが良いのかわかりません。

公益の光と影　『公益学研究』によせて

公益とは public interest のことである。社会に生きる人間にとって、公益を守ることは大切な義務である。公益に対しては、私益はある程度制限されても仕方がない。公益を優先させることは、近代社会では尊重しなければならない規範である。

公益の理念なんて、わかりきったことをといわれるかもしれないがそうではない。公益には、考えておかなければならぬ光と影がある。公益学の課題には、その問題意識が必要である。

たとえば、公益と名が付けば何をしてもいいのだろうか。公益の難しさは、次の例でも知られる。公益法人というものがある。公益に資する事業を行う法人である。民法三十四条で決められている。最近公益法人の問題性が指摘されている。特殊法人として公益に名を借りて、散漫な経営をしたり、利権をあさったり、官僚の天下りの拠点となっている場合があることは、最近の報道でも明らかである。言葉にだまされてはいけない。また、公益（関連）事業というのもある。水道、電気、ガスなど、公共性の高い事業である。それらの安定供給、原子力の安全性の管理、医療や介護、教育の普及などは、公益性の高い事業で、私企業の利潤追求の対象とは基本的に違う。だから何重にも保護されている。

しかし、公益事業を聖域にすることは出来ない。原子力産業、特に発電など、公益事業といっても手放しで賛成というわけに行かない。反対も言い分がある。数年前の原子力の臨界事故のような、ずさんな管理と非常識なやり方で、公益という傘の下で事業を行うことは許されない。原子力産業のように、公共性と危険性を同時に持っているものは、それを天秤にかけなくてはならない。事業内容を透明にして、厳しい監視の機構まで完全にしなければならない。事故隠しのようなことが起れば、危険度は著しい。

公益事業も、社会通念の拘束から自由になっているわけではない。暴利をむさぼったり安全性を無視したりすることは、厳しく監視されなければならないのだ。

このように公益と名のつくものには必ず別の制限がある。倫理といってもいいかもしれない。「公益」の倫理を確立することは、公益に携わるもののこれからの務めである。

また公益は、市民活動の面からも考えることができる。NPOはノン・プロフィット・オーガニゼイション（非営利団体）の訳であるから、一般には公益活動をするものと考えられている。NPOの時代といわれているように、公益活動を、既存の社会機構でなく、市民のボランティアー中心に行うという新しい動きになっている。

ここでもまた、「公益」の倫理が問われている。すべてのNPOが、公益のためとは決め付けられない。公益とは無関係な、目的不明の事業に専念するものもあるだろう。中には法人格が、所得隠しや税金逃れに利用されている場合もある。単に個人の趣味や嗜好で、公益とは無関係な仕事に現を抜かしているものも多い。NPOの名を借りて、無気力な人の逃げ場になっている例もある。NPOひとつとっても、公益の名はこんなに危ういのである。

公益学会の役割は、公益という自明のことと考えられがちな規範に、もう一度光を当てて、その理念と役割、現実と理想に、徹底的な検討をすることも求められるだろう。常に原点に返って、公益の光と影を映し出して欲しい。

学制改革前後、二つの母校は〝時代の連結器〟

茨城県立水海道中学、結城第二高校

私には二つの母校がある。

どちらも中途半端で本当の母校とは呼びにくいが、昭和という激動期における二つの時のつなぎ目のように思われて懐かしい。

第一は、茨城県立水海道中学。いまの水海道高校である。私たちは、この旧制中学の最後の入学生である。

最後というのは、翌年には学制改革があって学校は新制高校に変わり、私たちは付設中学校の生徒という中ぶらりんなことになった。高校二年になるまでの四年間、私たちには下級生というものが存在しなかった。

私の実家のある茨城県結城市には、旧制の高等女学校があったが、中学校はなかった。小学校を卒業するとすぐ、三十キロほど離れた水海道の親戚の家に預けられ、そこから学校に通うことになった。戦後間もなくのことなので、戦闘帽に国民服を着て入学式に行った写真が残っている。

茨城県のこんな田舎でさえ食糧難は深刻で、私はリュックを背負って、常総線というとてつもなくのろい私鉄と、国鉄水戸線を乗り継いで実家に帰り、お米を担いでは下宿に運んだ。途中でヤミ米の手入れがあって、夜の線路を逃げまどったこともある。

水海道は、関東平野ののどかな農村地帯にあるが、私はここで転換期でなければありえなかったいくつかの貴重な体験をした。第一は、戦争中東京から疎開していた同年代の少年たちと出会ったことである。田舎育ちの私たちには、油絵を描いたり、ピアノが弾けるような少年を見るのは初めてだった。彼らが、なんと新鮮で刺激的に映ったことか。私の人格形成はこの疎開少年たちの影響でなされた。そのころの友情はいまでも続いている。

しかし上級生には六歳も年齢が違う「予科練帰り」の少年、というより青年たちもいて、暗い荒んだ陰を身にまとっていた。都会の、田舎の、そして戦争から帰った少年などが、粗末な木造の校舎に身を寄せ合って、新しい時代が到来するのを待っていた。先生たちもまた、戸惑いながら「自由」という新しい実験をスタートしていた。生物のK先生は、授業時間には私たちを野山につれ出し、草の上に寝そべって植物や昆虫の名前を教えてくれた。受験勉強で詰め込む生物学とは全く違う。後年、私が自然科学の研究に打ち込むようになったのは、この先生のおかげである。

高校一年生になったとき、もう一つの大事件が起こった。男女共学である。水海道高校にも四人の女生徒が入ってきた。私たちは、このふしぎに優雅な異人種を、新時代の到来のシンボルとして迎えた。

そのころから、疎開していた友達はつぎつぎに東京に戻っていった。ある日、その一人から手紙がきた。彼は朝起きるのが苦手なので夜間の定時制高校に入り、日中は毎日自由時間だと書いてある。

なるほどそれはいい、もう受験勉強も始まることだし、下宿生活もつらい。郷里の女学校も結城第二高校となって男女共学だという。

私は高校二年の夏実家に帰り、思い切って結城第二高校に転校した。二年生の全生徒二百人中男子は二十五人。

世界は一変した。私は完全に解放され、女生徒たちと演劇部を作って演出などもした。もう何のためらいもなく肩を組み歌を歌うことができた。

自由というものの味を覚えた私は、高校三年の夏ひそかに家族中の配給米を外食券（これがないと食堂で御飯が買えなかった）に換え、家出した。二カ月ばかり、東京本郷の医療器具店に住み込んだ。やがてよれよれになって帰ってきた私に、母校は優しかった。足りなかった出席日数を都合してくれて、無事卒業することができた。

いつの間にか時代は、戦後の暗さを拭って、キラキラした上昇気流の中に突入していた。

ご挨拶　新作能「一石仙人」公演によせて

私の新作能「一石仙人」は、二〇〇三年の横浜での初演以来、四年弱の間に七回の公演を重ねてきました。新作能では珍しいことです。二〇〇六年には、この能の題材、アインシュタイン博士が相対性原理を発見して百年を記念した、ユネスコの世界物理年が、世界各地で祝われました。それを記念して日本の世界物理年委員会では、この能をオフィシャルイベントとして取り上げ、世界中に発信してくれました。

このたび、真言密教の大本山、教王護国寺の立体曼荼羅の前で、上演の機会を得ましたことは、作者としてまことに光栄なことと、緊張しています。

もともと能は、過去、現在、未来を飛び越えて真実を語る演劇のジャンルです。この能も、過去から現れた「一石仙人（アインシュタイン）」が、時空を超えて宇宙の運命、人間存在の神秘を語り、未来のブラックホールに吸い込まれるまで、能の極限の演技に挑戦します。秋の一夜、東寺の立体曼荼羅の前で、仏教の曼荼羅の世界と現代物理学の膨張する宇宙観を重ね合わせて、宇宙の神秘と人間の運命に思いをはせるのもいいことだと思います。

今、なぜアインシュタインのことを能に書いたのか、と不思議に思われる方もあるでしょう。それは彼の理論が、私たち人類に大きな影響を与えているからなのです。何よりも、唯一の真理というものがありうるとしたら、それは彼の統一場の思考の延長線上にあるはずです。たとえば、世界に深刻な脅威を与えている核問題も、もとはといえば彼が発見した、質量はエネルギーと同じ（$E=mc^2$）という理論から導かれたものです。熱烈な平和主義者であったアインシュタインは、この能の中で核の脅威を訴え、自戒をこめて核武装を戒めます。

それでは、相対性原理と核時代の平和という現代的テーマを、なぜ古典藝術たる能で取り上げたのか。それは、何十万光年という気が遠くなるような宇宙の、時の流れと広がりを現わすには、幻世と空蟬《うつせみ》の世界を自在に往き来する能の表現が適していると考えたのです。もともと能は、前衛的なライブなのです。また、現代物理学の世界観が、東洋の仏教思想と、どこか相通ずるものがあるように思われたからです。

特に今回は、清水寛二師の鮮烈な演技、大倉正之助師の大鼓という息の合った組み合わせが表現する時間、空間の広がりを堪能していただけると思います。仏教の宇宙観を表現する日本の伝統芸能、西洋の近代物理思想の融合と対比を観ていただけると存じます。お能というものが、現代でも新しさと驚きの演劇であることが良く分かっていただけるでしょう。

普段能に接することのない人や高校生、外国の人にも、楽しんでいただけるものと信じます。

脳の中のお品書き

昔は自他共に許すグルメで、東西の美味を食い漁っていました。特に故白洲正子さんの晩年に知遇を得てからは、白洲さんのお供をして、美味のうちにも心に残る真実を、享受するという得がたい経験を持ちました。よくお誘いの電話がかかってきたり、私のほうから新発見にお誘いしたものです。

それが二〇〇一年には脳梗塞に襲われ、嚥下障害のためいまだにおかゆのようなものしか食べられなくなり、言葉が不自由なため会食、談論の楽しみも失われてしまったのです。幸い味覚もその記憶も、正常に残され、おいしかった記憶をたどりながら、何とか食べられるものを妻が探してくれるので、限られた病床のグルメを楽しんでいます。

こんな状態になると、人の味覚は、ほとんど記憶によって成り立っていることがわかります。脳梗塞で入院していたとき、ほとんど三ヶ月ぶりに始めてどろどろの緑色のミキサー食を食べるのを許されたとき、恐る恐る飲み込んだ中に、かすかに胡麻の香りをかぎ当てたとき、感動して涙がこぼれました。あるはずのない、おいしい鞘隠元の胡麻和えを食べた気がしたんです。

だから今日はグルメのお話ではなく、私の脳の中に残っている、懐かしい記憶のお品書きを二つあげてみましょう。どこにでもありそうな、でももうどこにもない味と香りの記憶です。

私は北関東の結城というところで戦前に生まれました。一年に一度か二度、家族で東京に遊びに来ました。五、六歳のころだと思います。

東京に来ると決まって三越の大食堂につれてこられ、私はお子様ランチというのを注文しました。赤いチキンライスにグリーンピースが五、六個、小さなフライと卵焼き、それに赤くてつてらてらと輝いたウインナソーセージが一本必ずついていた。リンゴのひとかけがウサギの形に剝いてあったのも鮮明に覚えています。

田舎育ちの私には、このウインナが珍しかった。その味はかすかにスパイシーで、エキゾティックなモダンな香りがした。私は食べるのが惜しくて、いつも最後まで残したものです。

私は母にねだって、帰りに食品売り場でウインナを買ってもらった。家に帰ってフライパンに油を注いで、ウインナをいためてもらった。それはてらてらと光って、嚙むとパリッと音がして皮が弾け、あのスパイシーな味が口の中に広がりました。その味は西洋的なモダンなのと言うよりアラビアンナイトに出て来るような異国的なものでした。

そんなありふれたものといわれるかもしれませんが、そうではないんです。その後戦争が終わって、ウインナはあんな味と香りを失ってしまいました。どんなに探しても、戦前の三越で食べた、あの味と香りはありません。

私は、赤い色の似ているウインナを見かけると必ず買って試してみます。色は似ているが、あの異国風の香りも味もしない。肉もあら挽きだったり、高級すぎたりして、あのデリケートなパリッとした感触はない。

きっと読者のうちには、私と同じノスタルジアを抱いて、赤いウインナを買いあさっている人がいるに違いない。それともあれは私の幻影（幻嗅）に過ぎなかったのでしょうか。

同じように失われた時の味には、昔のシュウマイもあります。やはり折り詰めの安いお土産でしたが、不思議な異国風の香りがしました。それに近いのは、名古屋駅の地下街で一軒出会っただけです。私は名古屋に行くたび買ってくるのですが、到底昔の味には及ばない。

馬鹿鍋顛末記

お歳暮に、丹波の山奥でとれた鹿肉を頂いた。鹿だけをオイル焼にするというのも気が利かないので、鹿肉と馬肉とを取り混ぜて鍋にすることを思いついた。言うまでもなく、内田百閒のひそみにならったものである。

そうなると落ちつかない。まず昔からある馬肉屋に家内をつれていって、味噌のぐあいを吟味する。名古屋の八丁味噌のようなものが合うらしい。大方のノウハウはわかった。

それから、信州大学の寄生虫学教室の矢野先生に電話をかける。馬肉のいいところを五キロほど送って下さらぬか。何日の午前中に着くように。スライスは当方でするから、かたまりのままというと、胸をどんとたたいて、おまかせあれという心強い御返事であった。折角のことなので、友人たちに招待状を書く。師走吉日、場所は拙宅、本郷六丁目シルバニア国公使館（シルバニア国とは何か、と言われても防衛上の機密もあって教えることはできない）。馬に鹿を取り混ぜて、月にうそぶく寒夜の酒と書くと、予想外に大勢様の御参加ということになった。その上、原因不明の炎症性難病K病を発見したK先生御夫妻、京都の免疫学者H教授なども出席されるということで（これで感染、炎症、免疫の全部のノルマは果たしましたぞ）、予想をはるかに上回る盛況になった。

こういうことになると、完全主義者の私は納まらない。鹿肉の量は限られている。変数は馬と野菜である。結局、ひと鍋に五～六人づつ四つの鍋を狭い拙宅の二間をつなげてならべることにした。

期日が近づくにつれて、もっと心配なことがでてきた。鍋の中で馬肉を下に並べたものかそれとも鹿を下におくべきか。その順序はあだやおろそかにすべきことではない、と思うと夜も眠れなくなってしまった。

当日午後一時。まことに正確に信州からの発泡スチロールの箱が届いた。檜の葉にくるまれた見事な馬のロース肉である。添えられた手紙には、「この肉はそんじょそこらのかたい農耕馬にあらず、れっきとした木曽駒の二才馬ぞよ。せめて一切れでも刺身で食べるのが武士の情け」と書いてある。合掌して、その赤々とした肉を、まず刺身に切り分け、しょうがをすって黒い益子の大皿に盛る。

つぎに四つのつるつき大鍋に野菜、焼豆腐、白たき等をならべ、タレを入れてその上に真紅の馬肉、一番上に黒々とした鹿肉を盛る。この順番は、何日も眠れぬままに考えた究極の結論によるものである。時間がくると皆さん期待に満ちた表情で集まる。座に着いたところで、この鍋を考えた内田百閒の故事を、百閒ばりに長々と話そうとしたが、晩の新幹線でお帰りの方もあるというので、それができなくなってしまった。せきたてられ早速鍋に火がつく。炊けたところで木のフタをあけ、取り皿にとりわけてガツガツといただく。素直に頂きさえすれば、鹿から手がつき、馬があとからで、ちょうどいい順序で胃の中に納まる。もうもうとした湯気の中で、馬も鹿も胃の腑に納まった。あとはお酒が仲立ちしてくれる。

宴中に電話あり。皮膚科のN先生からで、あちらもだいぶできあがっているらしく、ボーイを通してのメッセージである。「もしもし読みあげます。シルバニア国大使、ドン・タダ閣下、本日は招宴に出席できずに誠に失敬、お国の八千代を祈り乾杯。皆様によろしく」との事。

そうこうするうちに、盃もめぐり、鍋も底をついた。宴はますます盛んになり話はつきない。ところが、大事件発生。どなたかが、拙宅一階にひとつしかないトイレにとぢこもり、どうしても出てこない。ビールとお酒で体中がうすめられた面々は少々落ちつかない。どうやら、馬と鹿と急速なアルコールが伴ったナポレオン軍の侵入で、前線を崩された勇敢な友は、少々気分が悪くなってトイレを占領したらしい。

あとで聞くと、馬も鹿も、悪魔の水も、ことごとくきれいに流してしまったという。さぞや、お利口になってお帰りになっただろうと考えた。

覚書

多田が亡くなって三年、もう新しい本を出すことなど無いと思っておりました。初夏に青土社の方からお電話があり、NHKの「100年インタビュー」を本にしませんかというお話でした。「100年インタビュー」は多田の最晩年、放映に間に合わず録画のみの出演でした。それを第1部とし、第2部には多田の書いたもののうちで、これはという未収録の原稿、挨拶文などの中から選択してみました。しかし昔の手書きの原稿は残存しましたが、発表した雑誌、本が思い出せず三十年近く秘書を勤めていた山口葉子さんに自宅に来てもらい、頭を並べて、原稿用紙の端の出版社名から雑誌を推察する作業でした。

若いころ書いた文は医学の進歩に伴って古臭いものになりがちですが、まだ現在でも考え方が理解できそうなものを選びました。

一段落すると、千葉大、東大時代の多田の話となり、ワンマンだったが書かれた文にはどことなくユーモアがあり、タイプしても楽しくて夜遅くまで仕事することが多かったこと。昔の本から、次々に引用される文章の記憶の良さ等なつかしい時を共有しました。

インタビューに出演いただき、また出版にご協力してくださった谷口克様、五木寛之様、笠井賢一様、石牟礼道子様、NHKのスタッフの方々、とくに岸慎治様、青土社の皆様および編集実務にあたられた水木康文様には、本を手に取って下さる皆様に多田の想いを伝えることが出来ましたこと感謝申し上げます。

二〇一三年八月

多田式江

初出覚書

第１部　寛容のメッセージ

―――NHK プレミアム８「100 年インタビュー　免疫学者　多田富雄　“寛容”のメッセージ」（2010 年 7 月 15 日 BShi 放送）より転載

第２部　はるかなまなざし

サーカス　免疫学の冒険―――『新内科学大系』第 57 巻 A、月報第 23 回、中山書店 1975 年

はるかなまなざし　生命の映像化―――志賀信夫選『年間テレビベスト作品』1990 年度第二期第三集、発行：年間テレビベスト作品出版会、発売：源流社 1990 年、限定版

高齢化社会への生物学者の対応―――『品川区医師会内科部会雑誌』1987 年 1 月 20 日、Vol.3, No.1

科学ジャーナリストの育成を　私の紙面批評―――「朝日新聞」1993 年 3 月 20 日

そもそもこれは……　山村雄一先生のこと―――『山村雄一先生とその人脈』中山書店 1987 年、非売品

全体をみることは創造につながる　生命科学の地平―――『実験医学』2003 年 12 月号、Vol.21, No.18

書評『ブラインド・ウォッチメーカー』R・ドーキンス　進化の秘密をさぐる―――『学鐙』1987 年 1 月号、Vol.84, No.1

小林秀雄の読み方　若き読者のために―――『別冊太陽』162「小林秀雄」2009 年 11 月

祝辞　新川和江さんへ―――『歴程』No.468 ／ 2000 年 1・2 月号

『夕鶴』が飛び去った後　ＤＥＮの「生みの母」渡辺紀子さんを悼む―――『ＤＥＮ』2007 年 7 ― 9 月号、No.42

書評『遺言　斃れてのち元まる』鶴見和子―――『論座』2007 年 5 月号

山姥の化身「鶴見和子さんを偲ぶ会」にて―――『環』28 号、2007 年 3 月号

「私の訴状」新たな負担を強いる「姨捨て政策」の背景―――「しんぶん赤旗」2008 年 4 月 17 日

公益の光と影『公益学研究』によせて―――『公益学研究』2003 年、Vol.3, No.1

学制改革前後、二つの母校は“時代の連結器”　茨城県立水海道中学、結城第二高校―――『週刊文春』1994 年 1 月 6 日

脳の中のお品書き―――「読売新聞」2007 年 11 月 19 日取材用原稿

馬鹿鍋顛末記―――初出不明

多田富雄（ただ・とみお）
1934年生まれ。千葉大学医学部卒業。コロラド大学留学。74年千葉大学教授、77年東京大学教授を歴任。免疫学の世界的権威。71年に〈サプレッサーT細胞〉の発見を国際免疫学会で発表、世界的に注目を浴びた。この業績によって野口英世記念医学賞、エミール・フォン・ベーリング賞、朝日賞ほか、内外の受賞多数。84年、文化功労章。能にも造詣が深く、新作能の作者としても知られ、大倉流小鼓を打つ。2001年に脳梗塞を患い右半身麻痺と嚥下・構音障害を抱えながら、執筆活動に携わる。2006年、リハビリ診療報酬改定撤回を求める運動を展開。2007年には「自然科学とリベラル・アーツを統合する会（ＩＮＳＬＡ）」を設立。2010年4月逝去。
主な著書、『免疫の意味論』『落葉隻語　ことばのかたみ』『わたしのリハビリ闘争』『生命へのまなざし』（対談集）（以上、青土社）、『生命の意味論』『脳の中の能舞台』（以上、新潮社）、『寡黙なる巨人』『ダウンタウンに時は流れて』『露の身ながら』（柳澤桂子との共著）（以上、集英社）、『能の見える風景』『言魂』（石牟礼道子との共著）（以上、藤原書店）、『独酌余滴』（朝日文庫）ほか多数。

寛容のメッセージ

2013年 9 月25日　第1刷印刷
2013年10月10日　第1刷発行

著者――多田富雄

発行者――清水一人
発行所――青土社
東京都千代田区神田神保町1―29 市瀬ビル 〒101-0051
［電話］03-3291-9831（編集）　03-3294-7829（営業）
［振替］00190-7-192955
印刷所――ディグ（本文）
方英社（カバー・扉・表紙）
製本所――小泉製本

装幀――菊地信義
カバー写真――大西成明

ISBN978-4-7917-6730-4　Printed in Japan